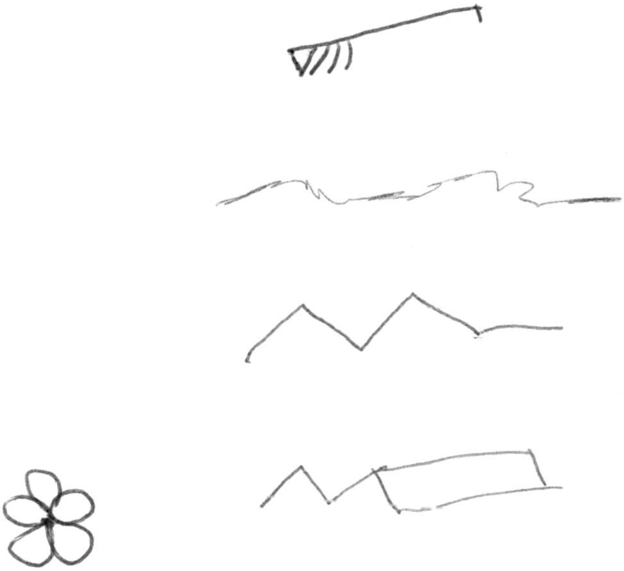

Après le cancer du sein

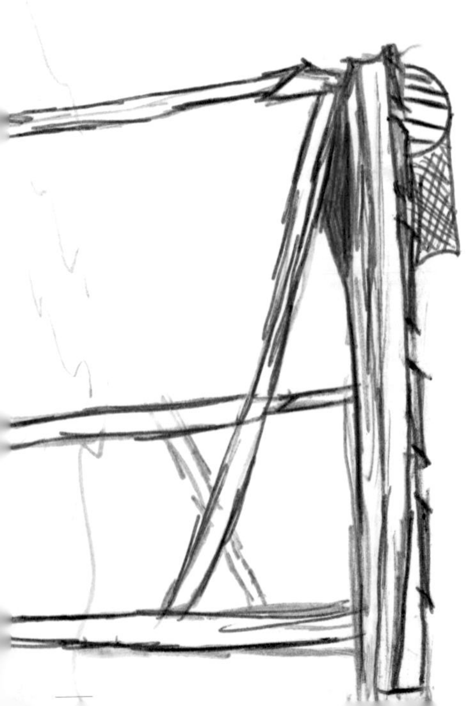

Élise Ricadat Lydia Taïeb

Après le cancer du sein

Un féminin à reconstruire

Préface de Noëlle Châtelet

Albin Michel

À Pierre Debut, mon grand-père, et Marthe Coppel, psychanalyste, pour m'avoir permis de devenir la femme que je suis.

À Jérôme, Maud, Milena et Fantin, ma famille.

E. R.

À mes deux filles, Justine et Laura, et à mes parents pour leur présence sans faille dans cette épreuve.

À Graziella pour son inconditionnel soutien depuis tant d'années.

L. T.

Préface

Les Amazones...

C'est ainsi qu'on les nomme, celles que le destin a frappées dans l'emblème même de leur féminité.

Ce terme évocateur, les auteurs de ce livre vont le décliner avec une lucidité, une clairvoyance rendue nécessaire par le devoir qu'elles s'imposent, celui de l'accompagnement.

Car il s'agit bien de faire route avec ces femmes, trop nombreuses, victimes d'amputation du sein, mais aussi d'escorter les médecins et chirurgiens qui, au-delà de la technique, demeurent rétifs à s'interroger sur l'implication psychologique de leur geste, comme si l'effroi qu'il suscite dans l'imaginaire le rendait encore tabou.

Au tourment de la chair, faudrait-il que s'ajoute celui de l'incompréhension et de la peur ?

Deux femmes, deux psychologues choisissent de prendre à bras-le-corps les douloureuses et dérangeantes questions que pose, en particulier, la reconstruction après cancer, qu'elle soit immédiate ou différée.

La double épreuve de l'ablation et de la réparation, l'une des auteurs de ce livre l'a traversée. Elle sait, pour l'avoir vécu dans son corps, dans son être, ce que cela signifie.

Ce savoir, elle veut aujourd'hui le transmettre, le partager. C'est pourquoi elle n'hésite pas à se livrer, parmi d'autres patientes qui, à cette occasion, ont bien voulu dévoiler aussi leurs sensations, leurs sentiments les plus intimes.

La tonalité du livre s'en ressent.

Malgré l'âpreté du propos, l'ensemble est d'une remarquable humanité, car c'est de l'intérieur que nous sommes conviés à comprendre ce que représente le reconstruire, au travers d'un procédé que je qualifierai volontiers d'initiatique tant il nous implique, nous lecteurs, dans le voyage éprouvant, mais riche aussi, que constitue cette expérience.

Il ne s'agit pas là, on le voit, d'un livre de plus sur le cancer et ses conséquences, mais d'une véritable interrogation sur la féminité meurtrie.

Cela suppose d'appréhender la femme dans sa totalité, non seulement comme un corps organique, un objet, mais un corps psychique, un sujet qui lui aussi a son mot à dire dans cette aventure de reconstruction. Lui surtout.

Car il n'est pas de réparation possible sans un travail sur soi en parallèle avec l'épreuve de chair. Pas de guérison physique sans guérison psychique, sans une réconciliation symbolique avec le désir, la certitude d'être toujours femme.

La « plaie psychique » a droit à sa cicatrisation, elle aussi, tout autant que le corps. Un droit qui peut devenir récompense, cadeau, lorsqu'il est respecté, par tous, dans ce qu'il a de plus fondamental.

La reconstruction immédiate et la reconstruction différée soulèvent des problématiques différentes qui sont ici pesées, soupesées avec une extrême finesse, mais l'une comme l'autre ont en commun une même exigence : demeurer coûte que coûte, pour celles qui y sont confrontées, « des maladies au féminin ».

Mais Élise Ricadat et Lydia Taïeb vont plus loin

encore. Elles suggèrent à ces patientes qui expérimentent si cruellement ce qu'elles ressentent comme une défiguration de saisir cette opportunité de la mutilation et de l'éventualité d'une réparation, pour replacer ce handicap dans un parcours de vie, une singularité qui lui donne un sens, de s'en servir tel un tremplin pour aller de l'avant, recréer du vivant et, puisque l'étape du reconstruire suppose déjà que la mort a été vaincue, de faire de cette « non-mort » une affirmation nouvelle de soi et, pourquoi pas, une fierté.

« Je suis fière de ma cicatrice. C'est mon combat contre la maladie mais c'est aussi, paradoxalement, la preuve que je suis vivante », confie une patiente qui n'est pas certaine encore de recourir à la reconstruction.

Il en aura fallu des doutes et des deuils symboliques pour qu'une telle revendication soit audible !

Il aura fallu en affronter des regards – celui des médecins, des proches, du compagnon désemparé, le sien surtout, sans doute, de tous, le plus impitoyable – pour sortir grandie d'une telle épreuve narcissique !

Et cependant – ce n'est pas là le moindre intérêt de ce livre –, nous y croyons, à cette parole au féminin.

Elle suppose de penser autrement l'image de la femme, hors des normes, des archétypes, même si, comme le dit encore une autre patiente, « dans nos sociétés rien ne nous aide à faire ce chemin », de façonner une autre conception de la féminité, et surtout d'apprivoiser les dommages en se réappropriant ce corps tel qu'il s'est construit, détruit et reconstruit jusqu'ici à travers les « failles », les deuils du passé, bien avant que le verdict, le mot cancer ne tombe, comme un couperet, dans le cabinet d'un médecin…

Dépasser l'impasse, l'impuissance que constitue le terrifiant « avant-après » de la maladie, le clivage du traumatisme.

Pas d'injonction, pas de posture morale chez ces deux femmes psychologues qui œuvrent ici pour nous toutes. Mais l'espoir, pour les mutilées d'hier, d'aujourd'hui, et hélas de demain, de pouvoir répondre, la tête haute et librement à cette question : qu'est-ce qu'une femme ?

Noëlle Châtelet

Introduction

Il n'est pas un trimestre sans que la presse offre à ses lecteurs un article sur un ou plusieurs aspects du cancer du sein. Cette pathologie concerne près de 50 000 nouveaux cas par an, touchant des femmes de plus en plus jeunes[1]. Est-ce l'effet d'un meilleur dépistage, plus précoce aussi, ou une recrudescence épidémiologique ? Cet ouvrage ne prétendra pas répondre à cette question qui relève plutôt d'un travail de recherche scientifique. Tous les traitements du cancer du sein ont pour conséquence soit une tumorectomie soit une ablation totale du sein abritant le foyer tumoral, ce qui n'est pas sans conséquence dans la vie d'une femme. Nous avons souhaité aborder sous un autre angle que celui du médical les enjeux de l'ablation d'un sein et de sa reconstruction dans l'histoire singulière d'une femme et dans celle de sa féminité.

Notre réflexion est née de l'expérience de l'un des auteurs qui a vécu l'ablation du sein et sa reconstruction immédiate suite à un cancer *in situ*. Cette opération est double puisqu'elle associe, dans un même temps

1. Données épidémiologiques sur l'année 2005 : 49 814 femmes diagnostiquées. Sources : Institut national de veille sanitaire.

chirurgical, mastectomie et reconstruction[1]. *A priori*, l'atteinte du corps féminin serait moindre, voire privilégiée par rapport aux cas innombrables de patientes devant différer la reconstruction. Le point de départ de notre questionnement clinique se situe précisément dans cet *a priori*.

Dans l'entourage des patientes ou même de la bouche de certains médecins, il arrive d'entendre : « Vous avez de la chance puisqu'on vous refait le sein immédiatement. » Faut-il comprendre cette chance par rapport à toutes celles qui sont confrontées, durant plusieurs mois, à la béance du sein et, en la matière, est-il opportun d'opérer une hiérarchie au cœur de ce drame ? Doit-on voir dans cette performance médicale une manière de rendre plus acceptable cette terrible mutilation que représente l'ablation d'un sein ? Certes, la médecine s'avère de plus en plus performante dans la prise en charge de ce cancer. Mais dans ce contexte, la prouesse d'une technique, si précieuse soit-elle, ne peut faire l'économie d'entendre une autre dimension, celle qui vient toucher à l'intégrité d'un corps de femme. Nous défendrons donc l'importance, en plus d'une guérison organique, d'une guérison psychique permettant au corps d'être réinvesti comme un corps à la fois désirable et désiré.

Ce livre se voudrait un accompagnement aussi bien des femmes et de leur entourage que des médecins, une sorte d'éclairage complémentaire répondant à ce qui, aujourd'hui encore, reste trop souvent absent ou maladroitement abordé lors des consultations de chirurgie. En effet, la reconstruction mammaire immédiate, comme double opération à visée médicale et esthétique, a non seulement pour objectif d'éradiquer la tumeur et son évolution possible, mais également

1. Toujours selon les mêmes sources, seulement 20 % des femmes font une reconstruction après ablation totale.

celui de préserver une féminité que le chirurgien va devoir malmener. Et si le discours des médecins semble suffisant pour cadrer les questions au sujet des différents protocoles, il est fuyant dès qu'il s'agit de celles touchant à l'altération de la féminité. Pourtant, la demande est criante sur ce sujet, mais le peu de réponses apportées témoigne d'un certain tabou. Il conviendra alors ici de le questionner en ce qu'il pointe sans doute le leurre que favorise une mastectomie suivie d'une reconstruction immédiate, raison principale pour laquelle nous avons également choisi d'élargir notre propos à la reconstruction en différé. Face à cet impensable que représente l'amputation, les patientes s'avouent submergées par l'angoisse quant à leur féminin en devenir et l'absence de considérations de ces questions dites secondaires contribue à amplifier l'état de détresse que provoque d'ores et déjà l'idée même de cette intervention.

La reconstruction immédiate et ce qu'elle souligne sur la question du féminin a donc constitué le terreau de cet ouvrage. Par ce biais, nous avons souhaité interroger sa complexité, ses ressorts et ses secrets, notamment dans ce moment où elle est percutée par le cancer. En effet, qu'il s'agisse d'une reconstruction immédiate ou différée, ou encore d'une non-reconstruction comme pour les amazones, il semble qu'au-delà de cet épisode traumatique on puisse dégager les lignes de force sur lesquelles se dessine la féminité de chacune.

Quelle femme ne s'est pas retrouvée, après l'annonce diagnostique, à chercher désespérément réponse aux questions qu'elle se posait ? Sur le sujet spécifique de la reconstruction mammaire, on observe une pauvreté, voire une inexistence d'ouvrages abordant des questions autres que strictement techniques. En témoignent les forums qui fleurissent sur Internet et attirent chaque jour davantage de patientes. L'une d'elles se demande: « Est-ce qu'un jour, pour les femmes qui subissent ce que nous subissons, nous aurons le droit de vivre sans doute et sans angoisse ? » À notre connaissance, seul un ouvrage de photos [1] ose aborder la vue du sein amputé et parfois reconstruit. Ce livre invite, par le biais privilégié de la photographie, à poser le regard sur le corps de femmes guéries.

Est-il nécessaire de rappeler que dans la construction psychologique d'un individu, le regard tient une place essentielle et structurante d'un point de vue narcissique, et qu'il est en jeu à chaque étape de la vie ? Au cours de nos entretiens cliniques, de nombreuses femmes évoquaient combien ce manque de regard les avait d'autant plus fragilisées dans cette tourmente de la maladie. C'est pourquoi nous avons choisi d'articuler notre ouvrage autour de cette thématique. Nous traiterons des différents regards sur ce cancer du sein en ce qu'il constitue un matériel précieux pour comprendre et entendre le bouleversement qui est à l'œuvre dans toutes les étapes de cette épreuve.

Les premiers chapitres se feront les témoins des différents moments d'un regard meurtri, depuis l'annonce du diagnostic jusqu'à la mastectomie et le travail de deuil qui lui est assorti. Nous verrons combien la reconstruction immédiate ne permet, en aucun cas, de faire l'économie de ce douloureux cheminement. À l'aune des témoignages cliniques que nous avons recueillis et analysés, nous verrons ensuite que les femmes qui optent pour la non-reconstruction et celles qui bénéficient d'une reconstruction en différé frôlent les mêmes écueils. L'ablation d'un sein ouvre obligatoirement sur un sentiment de défiguration du féminin, quel que soit le mode de reconstruction. Ce fastidieux parcours de la recons-

1. Bonnier Pr. Pascal, Florian Launette, *J'ai un cancer du sein, Et après*, Romain Pages Éditions, 2007.

truction mammaire s'achèvera avec celle du mamelon-téton qui ne saurait être un geste aussi anodin qu'on le prétend. Enfin, comment faire abstraction du regard de l'autre dans cette traversée de la maladie en tant que femme et, en particulier, de ce que le cancer du sein vient bousculer dans l'histoire du couple ? Car n'oublions pas qu'avant de contracter un cancer du sein, les femmes ont un vécu singulier qui leur a permis de capitaliser, ou non, des ressources psychiques indispensables dans de tels moments d'effondrement. Ni le cancer ni la mastectomie ne s'inscriront donc sur une page vierge, et il appartiendra à chacune, au cœur et au-delà de cette épreuve, de poursuivre ce travail d'écriture qu'est le livre de sa vie.

Cet ouvrage est né de la rencontre entre deux femmes. La première a exercé dans un service d'oncologie adulte en milieu hospitalier, la seconde comme psychologue en libéral. C'est à partir de ce double regard, de femmes et de psychologues cliniciennes, qu'il sera proposé ici de s'arrêter sur le danger qu'impliquerait un féminin réduit au seul corps organique. Ce danger guette toute reconstruction mammaire envisagée seulement comme un acte de chair et annulerait, à son insu, l'espoir que représente aujourd'hui pour les femmes cette formidable avancée chirurgicale.

1

L'impensable regard

« Une histoire tout ce qu'il y a de plus banale. Le corps, à ce jour sans symptômes, se révèle à la lecture d'une mammographie annuelle suspecte.

La scène se fige sur le regard du radiologue qui s'attarde sans rien dire.

Un silence qui signe déjà l'entrée dans le drame.

Quelques phrases, qui se veulent rassurantes, expliquent qu'il y a 50 % de chance que ce ne soit pas un cancer du sein mais… Le mot terrible a été prononcé et il résonne dans toute son horreur. Ce peut-être nourrit encore l'espoir de ne pas faire partie de ces malchanceuses. D'où l'urgence d'examens qui s'enchaînent l'un après l'autre dans un automatisme où l'on s'absente de son enveloppe charnelle et s'abandonne sans résistance aux investigations nécessaires à déterminer la teneur du diagnostic.

Le regard sur soi est alors teinté d'étrangeté : quel est cet objet qu'on examine sous toutes les coutures ? Ce corps, est-ce vraiment moi ?

Le verdict tombe. La découverte d'un foyer tumoral annule dans le même fragment de seconde le doute et l'espoir. »

L'annonce d'un cancer du sein vient faire rupture dans l'histoire de vie d'une femme. Le mot cancer dessine une frontière temporelle entre un avant et un après. Cette annonce précipite dans un présent rythmé par les examens médicaux et l'attente de leurs résultats afin d'estimer l'envahissement de la maladie : I.R.M., scanners, biopsies, interventions chirurgicales, curage axillaire et tant d'autres encore.

Le parcours qui débute alors s'échelonne d'annonce en annonce. Chacune d'elles délivre des éléments angoissants mais c'est leur répétition, de rendez-vous en rendez-vous, qui s'avère particulièrement éprouvante.

La maladie colonise chaque espace de liberté sans aucune négociation possible. L'agenda affiche plusieurs consultations par semaine avec leur cortège d'inconnu et d'appréhensions ou peut-être l'espoir que ce cauchemar s'arrêtera enfin. Comment ne pas entendre derrière chacune de ces annonces le mot cancer et, derrière encore, la mort en suspens ?

Il n'y a pas de bonne ou mauvaise formule pour livrer un diagnostic. L'impensable ne se formule qu'à la frontière de mots décalés, inadéquats en ce qu'ils ne peuvent rassurer sur ce qui n'aurait jamais dû exister.

L'attente du diagnostic

Avant marque ce temps de l'attente. Une angoisse muette et diffuse s'installe, martelant les étapes du diagnostic. Indéfinissable par définition, elle se manifeste à travers les mots qui viennent hanter la patiente : souffrance, mutilation, chimiothérapie, radiothérapie, épreuve, combat. Le corps, gorgé d'angoisse, se révèle alors une terre inconnue et défaillante, précipitant la psyché dans un puits sans fond.

Julie est venue seule à cette consultation avec l'oncologue. Elle n'aurait jamais voulu être là. Elle regarde toutes ces femmes et se demande : sont-elles là pour la même chose que moi ? Elle semble la plus jeune de toutes, elle vient juste de fêter ses trente-cinq ans. C'est la première fois qu'elle rencontre un cancérologue. Un couple juste à ses côtés est appelé pour la consultation. La femme se retourne vers elle en lui disant : "Bon courage." Elle ne comprend pas ce mot courage, mais surtout, elle ne croit pas que cela puisse s'adresser à elle.
« Je ne peux pas y croire, dira-t-elle suite à cet entretien, mon corps me trahit. Je ne peux plus lui faire confiance. Il me fait peur. Je voudrais le jeter comme une vieille peau qu'on fout à la poubelle. C'est comme si j'avais un ennemi à l'intérieur de moi. Un ennemi qui veut me tuer. »

Face à l'angoisse, le psychisme se défend, mettant à l'œuvre différents mécanismes tel que le déni : « Je pensais qu'ils s'étaient trompés de dossier, qu'ils avaient échangé mes radios avec celles d'une autre. Je n'avais jamais été malade de ma vie. On m'a toujours dit que j'avais une santé de fer. Je n'avais mal nulle part. Quand le médecin me l'a annoncé, je n'y ai pas cru. »

D'autres patientes, face à l'annonce diagnostic, se retranchent derrière une pensée magique qui met en œuvre l'interprétation systématique de signes environnants. D'autres encore, pour s'en défendre, procèdent par isolation d'idées envahissantes. L'isolation est un mécanisme psychique bien connu qui consiste à tenter de circonscrire une idée menaçante afin qu'elle ne puisse contaminer le reste de la pensée.

Céline en témoigne : « Je me rappelle qu'avant mon premier rendez-vous chez le cancérologue, j'ai dû faire au moins dix fois le tour de l'hôpital pour trouver une place. C'est à ce moment-là que j'ai remarqué une grande affiche sur une colonne Morrice sur laquelle j'ai lu *Grand Corps*

Malade. À chaque fois que je suis repassée devant cette affiche, c'est comme si c'était un prédiagnostic, un mauvais présage. J'avais beau ne pas vouloir la regarder, elle m'obsédait, jusqu'à ce que je comprenne qu'il s'agissait de l'annonce d'un concert. Ces trois mots, *Grand Corps Malade*, ne m'ont pas quittée jusqu'au couperet du diagnostic ».

Les patientes se protègent de penser à la maladie comme si cette pensée pouvait la concrétiser en chair et en os. Y penser, comme le disent certains, serait prendre le risque que cela se réalise !

L'entourage participe de ce mécanisme. « Arrête de broyer du noir ! Ne pense pas au pire, il vaut mieux avoir une pensée positive, sans ça tu vas t'attirer la négativité. »

Pourtant, au fond d'elle-même, chaque femme sait déjà que toute mammographie suspecte la place dans un statut de femme à risque.

Au sein du mécanisme d'isolation, le mot même de cancer est banni de la parole et de la pensée. Les patientes évoquent souvent l'impossibilité à le prononcer, à nommer la nature de leur mal. Il s'agit de vivre alors comme si ce danger n'existait pas. Car le simple fait de le formuler pourrait accroître son effet par un étrange fantasme de contagion.

Au début, Céline a fui cette terminologie propre au cancer comme un repoussoir. Elle se sentait terrifiée à l'idée d'y penser : « Je ne supportais pas l'idée même d'entendre ce mot. J'évitais toute discussion autour de ce sujet. Je ne regardais plus la télévision, j'ignorais les articles de journaux. Je me sentais cernée de toutes parts. Comme si le piège allait se refermer sur moi. En bannissant le cancer de mon monde, j'avais une chance d'y échapper. Au début je me suis même entendue dire que j'avais un précancer. Et j'ajoutais : rien à voir avec le cancer ! »

Néanmoins, la date fatidique approche, le jour du rendez-vous avec le médecin qui fera le compte rendu de la biopsie. Plus rien ne protège de l'envahissement de scénarios catastrophiques qui s'articulent au gré de cette interrogation : et si c'est vraiment un cancer du sein ?

Le sentiment d'être immortel

D'un jour à l'autre, la maladie précipite le corps dans une de ses représentations les plus terrifiantes : un corps si banalement mortel. Le sujet en perd la maîtrise. Il est entraîné dans une course folle où il ne sait quand et où cela va s'arrêter. Comment accepter la violence de n'être qu'un objet à la merci d'un corps qui se révèle étranger, un corps dont on dépend en termes de vie et de mort ?

Cette pensée est évidemment banale, mais lorsqu'elle vient s'adresser à l'individu de manière intime, elle est proprement insoutenable. Il est impossible psychiquement de penser sa propre mort : la mort par essence est impensable.

Si l'on fait un bref détour par la pensée psychanalytique, le psychisme s'organise sur la base d'un sentiment de toute-puissance issu de la toute-puissance infantile. Cette étape est à l'origine de la construction psychique du tout-petit et lui permet de croire que le monde tourne autour de lui, de ses besoins vitaux et de ses désirs. Cette illusion, qui ne durera qu'un temps, est essentielle car elle contribue à la structuration du narcissisme et protège le sujet naissant de la frustration et de la finitude de l'être. Elle permet, de surcroît, d'instaurer le sentiment de continuité d'existence. Cela permet de comprendre pourquoi il nous est possible de vivre en nous croyant immortels, capables d'échapper au corps biologique. L'annonce d'une maladie grave nous rappelle brutalement à l'ordre !

Soudainement, un corps crûment organique entraîne les patientes dans la désillusion, laissant se profiler le spectre d'innombrables bouleversements possibles, comme une destinée inéluctable : souffrance, arrêt de travail, risque de dépression.

La violence du diagnostic

Une fois tombé, le diagnostic, tel « un coup de tonnerre dans un ciel serein », pour reprendre la métaphore du traumatisme du psychanalyste Sándor Ferenczi, bouleverse l'économie psychique du sujet.

Après s'opère un étrange processus psychique où s'amorce la configuration d'un traumatisme. La pensée s'anesthésie, l'émotion s'absente figeant l'individu dans un état de sidération. Ressentir serait se condamner à une souffrance dont on pourrait ne plus revenir. Le psychisme se protège d'une violence qui risquerait de le faire imploser. L'événement traumatique se momifie sous l'effet de surprise engendrant une commotion psychique. Le sujet, pour échapper à un tel vécu, se scinde en deux. Un dédoublement de la personnalité fait qu'une partie de soi devient le témoin impuissant de ce qui se joue pour l'autre partie de soi.

Anne a quarante ans lorsqu'on lui annonce que sa mammographie révèle un foyer de microcalcifications suspect. Le radiologue, par prudence, prescrit un mammotome. Cet examen est le premier à être invasif. Le radiologue lui explique qu'il va introduire une aiguille dans le sein afin de prélever des cellules. Anne se dit que c'est juste un mauvais moment à passer. « Elles n'ont pas une mauvaise tête ces cellules, conclut le radiologue, et en plus, vous allez être contente, j'ai tout retiré. » Elle aborde le rendez-vous avec son médecin traitant plutôt rassurée : « En sortant du cabinet, j'étais très calme. Et pourtant le médecin venait de m'annoncer que les fameuses cellules en question étaient malignes. Aucune larme. Aucune question. Si on avait regardé la scène, on aurait pu croire à une consultation, j'oserais dire, presque ordinaire. Et pourtant ça hurlait à l'intérieur de moi : cancer. L'envie folle de retourner voir mon médecin pour lui dire : Je n'ai même pas encore compris que je suis malade et déjà vous m'annoncez que je suis très malade. »

Cette terrible annonce fait chavirer les patientes dans un monde inconnu qui s'articule autour du cancer et de ses représentations. Si le sujet se fige dans le clivage dû à la sidération, il risque de dénier les dangers de sa maladie. Pour en sortir et contrer le déni un outil précieux apparaît : la culpabilité.

La culpabilité comme atout

Elle s'avère une solution de l'extrême pour tenter de se réapproprier ce corps organique brutalement coupé de la conscience. Tout bascule et se bouscule dans une déferlante de questions. Des nuits sans sommeil à se demander pourquoi et pourquoi. La pensée se réduit à ces quelques mots. Quelle est la patiente qui ne s'est pas perdue dans le dédale de ces questions insolubles : « Pourquoi moi ? Qu'ai-je fait pour mériter ça ? » Il n'y a, bien entendu, aucune réponse, mais c'est au cœur de ce questionnement que peut naître une autre position que celle de victime. Cette culpabilité-là est sans doute à entendre sur un autre registre que la culpabilité tyrannique qui enferme le sujet dans un labyrinthe d'autoreproches.

Voilà ce que disait une patiente qui ne parvenait pas à penser l'entrée dans la maladie autrement que comme une profonde injustice. « Pourquoi moi qui ne fume pas, ne bois pas et qui ai toujours fait attention à moi, pourquoi ce cancer du sein ? Je suis triste comme une enfant qui a bien fait ses devoirs et qui ne comprend pas cette punition. Je n'ai jamais touché une goutte d'alcool, j'ai eu à cœur d'avoir une vie saine, venant pourtant d'un milieu où l'alcoolisme était monnaie courante, et voilà ce qui m'arrive. Pourquoi moi qui fais tellement attention à ma santé et qui ai déjà tellement souffert de voir mes parents se dégrader ? »

C'est en travaillant avec elle sur ce versant de la culpabilité qu'a pu émerger une interprétation différente du sens à donner à cette maladie. Sans la rendre pour autant plus acceptable, cela lui a néanmoins permis de se départir d'une position familiale dans laquelle elle se sentait condamnée. Le cancer du sein venait faire écho douloureusement à une sorte d'atavisme qu'elle avait cru pouvoir combattre et qui mystérieusement la rattrapait par le biais de cette pathologie grave. Au fil de la thérapie, elle a pu faire face aux traitements et les affronter, non plus en tant que victime condamnée d'avance et prise dans les filets d'une hérédité imaginaire, mais en tant que sujet qui se bat pour sa vie.

La culpabilité, paradoxalement, peut donc permettre de se réapproprier une position de sujet face à la maladie. Pour peu qu'elle n'enferme pas la personne dans une pensée tyrannique, elle constitue un véritable levier afin de contrer la sidération de la pensée. Pouvoir interroger cette position de coupable permet effectivement de remettre en mouvement les processus psychiques. Certaines patientes parviennent ainsi à mobiliser de nouveau leur pensée et à rendre symbolisable l'attaque d'un diagnostic qui les avait anéanties.

La culpabilité peut s'entendre ici comme une quête de sens pour rendre intelligible l'absurdité de la maladie, pour tenter de vivre avec et non pas contre. Il ne s'agit pas là de tomber dans des recettes cliniques mais, au contraire, d'explorer la culpabilité comme un des ressorts de la créativité psychique et comme ressource face à la dramatique humaine.

> Florence se souvient du temps qu'il lui a fallu pour admettre l'annonce de ce cancer du sein. Elle ne voulait pas en entendre parler. Elle refusait d'obtempérer aux investigations sollicitées par son médecin. Selon elle, il dramatisait la situation, cela pouvait attendre. Il n'y avait pas le feu, comme elle le répétait à qui voulait bien l'entendre. Un jour, elle apprit que sa meilleure amie était diabétique. « C'est terrible, elle se fait des piqûres tous les jours. Elle a à peine trente ans et elle prend sa maladie avec un courage impressionnant. Au-delà de toutes les contraintes dont elle se plaint d'ailleurs si peu, je réalise la force que ça lui a donnée et c'est une forme de liberté. La liberté, c'était pour moi de ne surtout pas tenir compte du cancer. Ne lui laisser aucune place dans ma vie. En voyant son exemple, je n'ai plus envie de fuir. J'ai envie d'ouvrir la porte à tout ce qui me traverse la tête. J'ai besoin de savoir pourquoi cela m'arrive. Je ne sais pas si ça va m'aider mais cette amie me donne le courage de me poser des questions. »

Il se trouve que cette patiente n'avait pu élaborer l'abandon d'un être cher et en ressentait une immense culpabilité. Le déni lui permettait d'éviter toute pensée autour de cette perte. De plus, cette impuissance à laquelle la réduisait la maladie réveillait en elle la même impuissance dont elle avait tant souffert lors de cette rupture. Se sentant coupable de n'avoir pu maîtriser la situation à l'époque, elle cherchait désespérément, dans ce déni protecteur, à échapper à ce nouveau coup du sort. Retravailler, à l'occasion de l'annonce diagnostique sur ce sentiment de culpabilité, lui a permis de comprendre les trous et les béances de son histoire personnelle.

Entrer dans la symbolisation marque l'accès à ce qui

définit l'humain : sans symbole ni sens, le sujet sort de son humanité. Et c'est bien tout l'enjeu pour traverser une telle épreuve : rester sujet, rester vivant en conservant cette liberté d'oser penser sa maladie, même s'il faut en passer par l'acceptation d'une forme de culpabilité consciente.

Par ailleurs, une autre facette de la culpabilité vient assombrir le discours des patientes lorsqu'elles soulignent l'autre violence, plus souvent oubliée, de devoir annoncer à l'entourage le diagnostic. Cela constitue, pourrait-on dire, une double annonce.

La double annonce : les proches

> Régine avait décidé d'organiser les fêtes de Noël chez elle. Il y avait bien longtemps que toute la famille n'avait pu être réunie. Elle se sentait fatiguée mais portée par la joie de tous ces préparatifs : « J'ai appris que j'avais un cancer du sein quelques semaines avant les fêtes. Je ne supportais pas l'idée de l'annoncer à ma famille. J'allais tout gâcher. Je m'en voulais. J'avais honte d'être un problème pour tout le monde, de faire entrer le cancer dans la famille. Je reculais chaque jour le moment où j'allais devoir le dire. C'était terrible pour moi d'annoncer une telle nouvelle à mes proches. Je me sentais si coupable de ce cancer. »

Faire subir cette traversée de la maladie à ceux qu'on aime, c'est partager une douleur qu'on aurait voulu leur éviter. Les silences sont noués d'un chagrin à peine contenu au téléphone qui, pourtant, protège du regard, mais pas de cette terrible annonce. La nouvelle se propage. Il faut répéter jusqu'à épuisement les circonstances de la découverte de ce cancer du sein. Et, à force, il devient une réalité omniprésente. La répétition incessante des éléments diagnostiques, des récents examens, du parcours médical peut apparaître pénible mais joue aussi en faveur de l'intégration de cette réalité traumatique.

Pour les proches, il y a aussi un effet de sidération qui émerge au détour de leur discours pétri de généralités ou de phrases toutes faites. Sauvegardes de l'angoisse, leurs formules s'accumulent dans la maladresse d'un désir de réassurance : « Ne t'inquiète pas, c'est celui qui se soigne le mieux. Ne pense pas au pire, n'écoute pas ce qu'on dit autour de toi, aujourd'hui, plus personne ne meurt d'un cancer du sein, ce n'est pas comme si tu avais un cancer plus grave. » C'est si bon d'être bercé par l'espoir de ces douces paroles. Mais dans son besoin de savoir, la patiente ne peut se satisfaire de généralités alimentées par des sources statistiques où le chiffre masque l'individu. Leur crédibilité ne pèse en rien face à la panique de se sentir sur la sellette d'une maladie potentiellement mortelle. Comment pourrait-elle s'identifier à des chiffres ? En effet, si même ceux du cancer du sein affichent un taux de guérison d'environ 80 %, comment échapper à ces 20 % qui n'y survivent pas ?

> « Qu'est-ce qu'on me cache ? Qu'est-ce que les médecins ne veulent pas m'annoncer ? Qu'est-ce qui m'attend vraiment ? Je ne sais plus quoi penser, plus quoi faire. Je panique dans le vide. Qui peut me comprendre ? Il y en a tellement dans mon cas ! Quand j'écoute les médecins, je me sens noyée dans la masse. »

Comment ne pas se sentir seule face à la maladie, coupable d'envahir son entourage par des angoisses incessantes ? Comment pouvoir rester dans sa singularité, celle de sa pathologie et de sa féminité, tout en pouvant la confronter à celles des autres ?

L'expérience d'autres femmes : les forums

Apparaît alors la nécessité d'entendre d'autres femmes qui ont traversé les mêmes épreuves, de se nourrir de leur expérience face à la maladie pouvant conduire, dans certains cas, à l'ablation du sein.

Les forums semblent répondre à ce besoin impérieux. Ils sont complémentaires d'un discours médical volontairement prudent et retenu. Les explications sont, en effet, données au compte-gouttes par les médecins qui disent et nomment volontiers dans le présent mais n'éclaircissent que trop peu le futur proche, laissant la patiente submergée par l'angoisse. Elle ira chercher ailleurs les éléments de sa pathologie et des différents traitements qui y répondent, notamment sur Internet. Face à cette angoisse, les forums offrent une solution d'immédiateté en répondant sur-le-champ aux questions qui envahissent la pensée, jour et nuit. En outre, le temps de connexion sur un forum est illimité, contrairement à une consultation médicale qui, par les contraintes des services hospitaliers, peut rarement excéder quinze minutes.

Nous savons que les forums permettent cet échange de données entre patientes, tout en étant conscientes que leurs limites résident évidemment dans le risque de confusion face au trop-plein d'informations. Ils représentent néanmoins de formidables lieux de soutien, d'expression, de confidences, voire de révolte. Pour le meilleur et pour le pire, dirait-on. Un savoir à double tranchant !

Julie raconte son expérience des forums : « Je devais subir un curage axillaire. J'ai demandé au médecin en quoi cela consistait. Il m'a répondu qu'il s'agissait d'extraire des ganglions dans le creux de l'aisselle et d'en faire l'analyse afin de savoir si d'autres organes étaient touchés. J'avais besoin qu'on réponde à mes questions, toutes celles que je n'avais pas eu le temps de poser au médecin. Il fallait bien que je comprenne ce qu'on allait me faire ! C'est sur les forums que j'ai appris toutes les contraintes que pouvait entraîner ce curage : ne plus porter de lourdes charges, risque d'infection pouvant entraîner un lymphœdème[1]. Je paniquais devant cette intervention. Mais je suis tombée sur le témoignage d'une agricultrice qui racontait qu'elle avait pu sans problème reprendre son travail d'éleveur. C'est loin d'être un travail de tout repos. Alors, j'ai imaginé cette femme qui chaque matin allait nourrir ses bêtes et cette image m'a portée. Je me suis dit : si elle a pu le faire, j'en serai capable aussi. Cela m'a donné tellement d'espoir ! »

Les femmes qui débarquent sur les forums sont terrifiées, effondrées, perdues. Les anciennes, autrement dit celles qui sont déjà passées par là, s'avèrent bienveillantes, respectueuses, et surtout témoignent. Elles s'inscrivent comme un maillon essentiel d'une chaîne de transmission qui non seulement laisse place à l'espoir, mais introduit une parole précieuse du côté du féminin. C'est par ce biais que les nouvelles patientes peuvent commencer à émerger d'une simple et nécessaire position d'objet de la maladie, à celle de sujet de leur corps, même malade. Cette qualité de présence et d'écoute suffit à elle-même pour légitimer l'importance de ces forums et constitue une réelle valeur ajoutée.

Un exemple de ces échanges entre patientes : « Merci pour vos messages, là ce soir, ça va un peu mieux, en fait l'angoisse et le moral passent par des hauts et des bas,

1. Le lymphœdème est un œdème du bras, communément appelé « gros bras », mais heureusement aujourd'hui devenu rare. Il survenait essentiellement lors de curages axillaires très étendus où l'on enlevait presque tous les ganglions de l'aisselle. De nos jours, les curages sont plus restreints et seules 5 % des patientes sont encore touchées par cette complication.

c'est vraiment les montagnes russes. Merci encore beaucoup à toutes d'être là pour me réconforter, alors que je sais que vous-mêmes vous devez passer par des moments très difficiles. J'espère que je pourrai un jour prochain être là pour quelqu'un aussi. » Une autre lui répond : « Bien sûr qu'un jour prochain, c'est toi qui apporteras ton vécu à d'autres. Moi, quand j'ai appris mon cancer, j'étais comme toi : paniquée et effondrée ; les autres femmes m'ont aidée par leurs paroles, leur gentillesse mais surtout leur expérience et leur recul face à l'annonce de la maladie. Tout ce que je sais maintenant sur mon cancer, les traitements et les effets, c'est ici que j'ai trouvé les réponses. Prends bien soin de toi. »

On s'échange de précieux conseils et tuyaux sur les forums : au sujet des équipes médicales, des traitements, des différents protocoles de reconstruction mammaire ou de bien d'autres sujets. Livrés sous forme de récits, ces témoignages ont d'autant plus d'impact qu'ils ont été vécus par les patientes, dans leur corps et leur chair. Ils restent pourtant assez peu crédibilisés par le corps médical, qui craint d'avoir à se confronter à une masse de questions issues d'informations erronées ou mal interprétées, ce qui reste un risque non négligeable. Le discours des médecins est d'ailleurs sans concession à leur égard : « Surtout, n'allez pas sur les forums. C'est l'art de s'angoisser pour rien. Vous n'avez pas toutes le même cancer, vous ne pouvez pas confondre le vôtre avec celui d'une autre ! Attendons d'avoir les résultats pour prendre les décisions et nous en reparlerons. »

Les forums répondent à ce besoin d'immédiateté, mais c'est pourtant à l'épreuve du temps et avec la capacité de penser ces événements traumatiques que l'angoisse pourra être levée. Ce cheminement n'est possible que si on lui en laisse le temps, et même s'il peut être partagé, il est toujours assorti d'une mise à l'épreuve vécue dans l'intimité la plus profonde.

L'angoisse de mort

On ne peut échapper à ce face-à-face avec soi-même, particulièrement lorsque l'on est confronté à une perspective aussi terrible que celle de la mort potentielle. C'est comme toucher le fond, et tout ce qui permettra de sortir de cette impasse apparaît comme une solution inespérée, même la moins enviable.

Julie a dû subir une tumorectomie et un curage axillaire dans le même temps opératoire. Les nouvelles ne sont pas bonnes. La biopsie révèle deux cancers infiltrants [1] : « Jusqu'au jour des résultats, je ne pensais qu'à une chose : et si d'autres organes sont touchés ? Si on m'annonce que je n'ai plus que quelques mois à vivre ? Je voyais mon enterrement, tout ce que je n'avais pas réalisé avant de mourir. J'en étais arrivée à un tel point de désespoir que je ne pouvais même pas imaginer un bon diagnostic. Quand le cancérologue m'a annoncé que les ganglions n'étaient pas touchés, il m'a indiqué deux possibilités : radiothérapie avec un certain risque de récidive qu'il estimait à 20 %, ou ablation du sein et sa reconstruction immédiate. Vous ne pouvez pas vous imaginer ce que c'est que d'apprendre que vous n'allez pas mourir. C'est comme si on vous donnait une deuxième vie. Sans hésiter, j'ai choisi l'ablation de mon sein. Je ne voulais plus jamais entendre parler de ce cancer du sein. Plus jamais ! »

1. On parle de cancer infiltrant ou de cancer invasif lorsque les cellules sont sorties des canaux (ou lobules) pour envahir la glande mammaire tout autour. Cela forme alors une masse qui, lorsqu'elle est supérieure à deux centimètres et en fonction de sa profondeur, peut être détectée à la palpation.

Quelle force et quel désespoir tout à la fois ne faut-il pas ici pour passer de l'impensable de la mort à l'inacceptable de la perte du sein ? Pour autant, au cœur de cette terrible hiérarchie, le fait de lier l'ablation à la reconstruction mammaire permet d'accepter l'inacceptable.

Ce traitement a donc un prix, il représente un lourd tribut payé au cancer. Bon ou mauvais choix de protocole ne sera pas l'enjeu de ce livre, car nous oserons affirmer que le bon protocole reste celui que la patiente a pu assumer en alliance et en confiance avec l'oncologue.

> Julie raconte : « Je me rappelle que j'ai tout de suite dit oui à l'ablation du sein. Mon médecin m'avait dit que, dans mon cas, on pouvait faire la reconstruction immédiate. Je ne savais pas que cela était possible. Bien entendu, c'était terrible de dire oui, mais savoir que j'allais être reconstruite dans le même temps où l'on me retirait le sein, ça n'était quand même pas la même chose pour moi que d'imaginer de ne plus rien avoir. D'ailleurs, je ne pouvais pas l'imaginer ! »

Nous voyons combien ici, la reconstruction mammaire a laissé entrevoir le possible de rester femme au-delà de cette perte. C'est précisément dans ce nouage formidable que permettent aujourd'hui les avancées de la chirurgie curative et reconstructrice que l'espoir réside. En effet, c'est parce que la maladie commence à s'éloigner qu'une autre demande peut surgir : celle de la féminité.

Le corps au féminin

Sortir de l'enfer de la maladie potentiellement mortelle marque pour la patiente l'amorce d'un retour de son féminin, d'un corps pas seulement malade mais sexué. Si le diagnostic et les traitements se sont adressés jusqu'alors au corps organique, n'oublions pas que le corps n'est pas seulement une somme d'organes et de cellules.

Pour nous, psychologues formées à la pensée analytique, il existe un autre corps, celui du plaisir et du désir, celui qui véhicule notre histoire personnelle et émotionnelle. Il en est pétri, investi, meurtri parfois, mais toujours en résonance dans la construction psychique de chacun. Ce corps psychique est chargé de symboles et de signifiants complexes car il a été façonné dans le terreau de l'histoire familiale de l'individu, et tissé par les relations avec l'autre. C'est la rencontre avec l'autre qui donne au petit d'homme un capital d'émotions, de pensées, et de fantasmes. C'est à partir de ces éléments qu'il construit sa réalité psychique et son image corporelle ainsi que son identité sexuée.

Parce que ce corps psychique est étroitement intriqué au corps organique avec lequel il s'est développé, on ne peut le laisser à l'abandon, le réduire au silence. Il a aussi son mot à dire! Il surgit ici dans l'expression d'un désir de retrouvailles avec un féminin convoqué à plus d'un titre dans le contexte de la reconstruction mammaire.

Céline raconte: « Jusqu'à maintenant, j'avais l'impression de n'être qu'un organe sur pattes dans les mains des médecins. Un corps rien qu'un corps. Je n'avais rien à dire. Il fallait bien se soigner. Lorsque le chirurgien m'a annoncé qu'il fallait faire une mastectomie, j'ai beaucoup pleuré parce que j'ai compris que je ne pouvais plus sauver mon sein. Quelques jours plus tard, j'ai senti une colère à l'intérieur de moi et je me suis dit que je pouvais encore sauver mon image de femme. Le cancer n'allait pas aussi me prendre cela. Jusqu'à maintenant il avait occupé toute la place. J'étais une femme malade et c'est comme si je me donnais de nouveau le droit de penser à moi comme une femme tout court. »

La reconstruction mammaire laisse entrevoir l'espoir d'une coupure moins radicale d'avec le corps symbolique. Bien qu'il n'ait jamais été question d'occulter le corps psychique, l'entrée dans le diagnostic mobilise une telle énergie de la part du malade que ce dernier doit se centrer sur son corps atteint. Le traumatisme d'être touché par le cancer précipite le sujet dans un corps clivé, centré sur sa seule survie. Sur le devant de la scène, c'est donc le corps organique qui concentre toutes les ressources, faisant alors écran à toute forme de manifestation et d'acception du corps symbolique. Dans cette obsession de la maladie, la pensée et les processus de symbolisation sur lesquels elle repose se figent. Le versant psychique du corps n'a, pour l'heure, pas de place.

Une autre étape, une autre demande

La perspective d'une reconstruction mammaire signe la possibilité de réunifier le corps organique au corps psychique. La réapparition de ce lien conviendrait d'être privilégiée dans l'accompagnement des patientes. Il constitue un ressort essentiel dans l'après-coup et dans les étapes qui vont suivre. Pour tout soignant qui travaille sur ce cancer au féminin, il est indispensable d'intégrer cette double dimension.

La reconstruction immédiate n'est malheureusement pas toujours possible. Si elle est précieuse, au sens où elle permet par un effet de trompe-l'œil de passer outre l'horreur de l'ablation du sein, ne nous leurrons pas : elle permettra difficilement, si elle n'est pas investie à la lueur des exigences de ce corps psychique, de reconstruire le sentiment d'être femme en dépit de cette mutilation. La reconstruction mammaire ne représente pas un miracle qui viendrait réparer immédiatement le sentiment de perte du sein. Imaginer que les femmes, par cette double opération, croient en la magie d'un tel raccourci serait une réelle méprise. Cela est impossible et risqué pour la simple raison que cette méprise tend à leur barrer la possibilité de pouvoir un jour psychiquement suturer l'absence de leur sein.

Une patiente l'exprime avec une remarquable justesse : « Tout le monde me dit : "C'est formidable, tu vas avoir une nouvelle poitrine, tu en as de la chance. Ne t'inquiète pas, avec la reconstruction mammaire maintenant, il paraît que c'est à s'y méprendre." Je les écoute, mais ils semblent tous oublier que je vais perdre mon sein ! »

L'organe sein représente pour chaque femme un investissement singulier. Pour certaines, il est l'emblème de leur féminité, pour d'autres, il n'en est qu'un attribut, pour d'autres encore, la féminité réside dans bien d'autres cachettes secrètes de leur corps ou de leur histoire. C'est à l'écoute de ce féminin au singulier que la reconstruction mammaire peut intégrer ce double versant du corps. Quels que soient le rôle et la place du sein dans le féminin de chacune, cette intervention met à mal le sentiment d'unité corporelle.

Une jeune patiente de trente ans raconte : « Je n'ai jamais particulièrement aimé mes seins. Pour moi, ce n'est pas la poitrine qui fait la sensualité, c'est plutôt le visage, le sourire, les cheveux, les rondeurs. Un certain charme. Mais ça va quand même me faire bizarre parce que pour enlever la tumeur, ils vont m'en réduire le volume et je me demande bien comment je vais me retrouver avec un sein plus petit que l'autre. »

C'est la raison pour laquelle toucher le corps organique en amputant le sein revient à toucher bien plus : c'est toute l'intégrité corporelle et le corps psychique qui sont attaqués par ce geste invasif.

Voici ce qu'en dit par ailleurs une autre patiente : « J'ai toujours mis ma poitrine en valeur. C'est tellement important pour moi d'imaginer que je puisse continuer à porter des décolletés, de la jolie lingerie, tout cela représente la féminité pour moi. Quand j'ai su qu'il me serait interdit de porter des soutiens-gorge avec armatures suite à l'intervention, je me suis précipitée dans les grands magasins et j'ai erré pendant plus de deux heures pour trouver un modèle qui me plaisait. 90 % des collections du rayon lingerie proposaient des modèles à armatures. J'étais effondrée. C'est la première fois que j'ai réalisé que j'allais subir une mastectomie, même si j'avais la chance de bénéficier d'une reconstruction immédiate. »

Autour de la perte

On voit bien à travers ces témoignages comment la reconstruction immédiate ne peut occulter la perte du sein. C'est précisément parce qu'il y a aussi perte à un niveau symbolique que la perte est bien réelle et s'avère, dans un premier temps, une perte sèche. La patiente sait qu'elle va perdre un sein, mais la femme ne sait pas encore ce qu'elle perdra, pourrait-on dire. C'est autour de cette question que s'élaborera, pour chacune, le travail de deuil.

Avoir été dans l'obligation de privilégier le corps organique aux dépens du corps psychique a souvent été vécu par les patientes comme une perte d'identité, identité noyée dans la masse de femmes à traiter. Rappelons que l'annonce d'un cancer du sein concerne environ 50 000 nouvelles femmes par an !

Quand la prise en charge médicale persiste à traiter le corps sur le seul registre de la chair, cela contribue à renforcer l'intensité du trauma. La reconstruction mammaire signe il est vrai le sacrifice d'un sein, mais aussi et surtout l'étape fondamentale où la patiente peut émerger du médical. Dans le cas de la reconstruction immédiate, elle pourra acter, dans le même temps opératoire, guérison et restauration de son image de femme.

Le regard qui se porte sur le sein à reconstruire sera en premier lieu celui du chirurgien plasticien, symbolisant d'ores et déjà le regard sur soi, le regard de l'autre. C'est pourquoi, il est fondamental que ce regard-là intègre la dimension du féminin. Malheureusement, on observe trop souvent que ce n'est pas le cas, dans l'intimité de certaines consultations préopératoires.

2

Le regard du médical

« Je ne compte plus le nombre de nuits où cette scène s'est répétée, s'imposant à ma mémoire comme une souvenance sans fin. Le regard de l'oncologue parcourt les résultats. J'aurais voulu être ces yeux-là et non les miens qui attendaient, figés d'effroi, ce qu'il allait m'annoncer. Quelques secondes d'un long silence et des mots, à peine prononcés. Je ne les entends pas. Je ne veux pas les entendre. Mais de quoi me parle ce médecin ?

À ce jour, le mot "ablation" n'existait pas dans mon vocabulaire, mais à l'instant même de son annonce, il prenait vie dans mon corps de femme qui se mit à trembler sous son emprise. »

Après l'annonce de la maladie surgit un autre électrochoc. À peine le temps de se ressaisir qu'une prise de décision drastique s'impose : traitement conservateur du sein ou son ablation ? Car ce sein déjà atteint reste un sein à haut risque. Et se protéger d'un sein vécu comme une bombe à retardement relève d'un choix difficile, voire impossible : le perdre.

Chaque cas est différent et c'est un dialogue avec l'oncologue qui permettra d'estimer le protocole le plus adéquat à titre de prévention. Mais comment croire que ce sein, à la source de la naissance d'un corps dans son féminin, nourrisse l'ennemi dont il faut se protéger ? Certaines femmes se résignent à subir cette mutilation dans le refus de vivre sous l'emprise d'une angoisse permanente de la récidive.

Une patiente raconte : « Vous vous imaginez bien que quand mon cancérologue m'a dit qu'il y avait deux solutions : soit il ne me retirait pas le sein et ça m'engageait sur un lourd protocole et avec quand même un risque de récidive. Soit j'acceptais de perdre mon sein et il me promettait la guérison. Je venais juste d'accoucher de mon deuxième enfant et je n'ai, à ce moment-là, entendu que ce mot : guérison. »

Si, de plus, il y a la possibilité de pratiquer dans le même temps opératoire une mastectomie et une reconstruction immédiate, accepter l'amputation devient alors un choix obligé. La patiente choisit, certes, mais par la force des choses, tiraillée par cette intenable alternative : plutôt perdre mon sein que de risquer de mourir ! Ce sein devient, en l'espace de quelques secondes, un organe banalisé et réduit à un amas de tissus infectés dont il faut se débarrasser. Dans ce cas, on n'entend plus « mon sein », ce sein investi d'une histoire particulière, mais « un mauvais sein » à éliminer.

Le mauvais sein

S'opère alors un procédé défensif permettant à la patiente de dire oui à la mutilation. Le psychisme isole, là encore momentanément, cette idée insoutenable de l'amputation. Dans l'incertitude de son devenir de femme, la psyché tente d'annuler l'horreur de cette image en la mettant à distance. Derrière ce oui, nous pouvons entendre la violence et l'ambivalence dont le psychisme cherche à se défendre. On y mesure également toute la portée de l'alliance avec l'oncologue pour accepter ce nouage terrible de l'amputation et de la survie.

> « Mes deux seins, je les vois comme ça : un bon et un mauvais. Je ne veux pas que le bon soit contaminé par le mauvais ! C'est difficile parce que ce sein, je le connais depuis toujours. J'ai aimé, j'ai été désirée et j'ai allaité mes enfants avec ce sein-là. Ma décision le condamne à mort parce qu'il est devenu mon pire ennemi. Je me suis posé cette question avant de dire oui à mon cancérologue et la réponse est devenue évidente : Que ferais-je face à un ennemi qui veut me tuer ? Je n'hésiterai pas une seconde ! C'est ma peau ou la sienne ! »

En premier lieu, le temps du diagnostic a donné toute priorité à l'organique. Il a fallu affronter ce cortège d'examens invasifs, sous-tendus par une angoisse permanente qui sollicite d'avoir une totale confiance en son médecin. C'est l'établissement de cette confiance qui ouvre sur une alliance thérapeutique indispensable à la mise en place d'un tel protocole de soins. Le médecin détient le savoir qui peut guérir.

Néanmoins, cela lui confère une toute-puissance qui induit chez la patiente un phénomène de régression, renforcé par l'anxiété permanente dans laquelle la maladie la plonge.

Une relation de confiance

Cette relation médecin-patient n'est pas effectivement sans réveiller un état de dépendance faisant écho à celle de l'enfant envers l'adulte, dépendance qui prend d'autant plus de sens lorsque la question de la vie et de la mort est en jeu. Cette toute-puissance investie dans la figure du médecin se comprend sur un double registre. Elle est à la fois nécessaire pour établir un lien de confiance mais peut s'avérer périlleuse si elle s'impose brutalement à la patiente, sans véritable médiation que pourrait constituer l'écoute de son angoisse.

Anne raconte : « Je n'oublierai jamais cette consultation où j'ai demandé à mon cancérologue de m'expliquer quel type de cancer du sein j'avais. J'étais totalement angoissée. J'avais besoin de savoir. Il mettait en avant sa longue expérience du traitement du cancer du sein. Il connaissait bien son métier. Je n'étais pas son premier cancer, disait-il. Il en avait vu bien d'autres. Mais pour moi, je n'ai pas osé le lui dire : c'était mon premier cancer. »

Cet aspect négatif de la toute-puissance risque d'accroître un sentiment de dépossession du corps réduit au seul corps-objet. Si, du côté de la patiente, s'opère une scission nécessaire entre le corps organique et le corps symbolique, il conviendra lors de l'entretien préopératoire qui précède la reconstruction de ne pas renforcer cette frontière. La reconstruction mammaire s'inscrit précisément dans l'aspect positif de cette toute-puissance médicale qui a permis tant d'avancées ces dernières années sur tous les plans, aussi bien techniques qu'humains.

Lorsque le protocole le permet, la proposition de la part du médecin d'une reconstruction mammaire immédiate est amenée comme une solution acceptable.

Toujours Anne : « Je m'étais attendue à tout sauf à ça ! Je pensais qu'il y avait encore pour moi de l'espoir. J'espérais que les médecins allaient me trouver une solution pour m'éviter ça. J'étais encore dans cette folle illusion que le cancer pourrait être soigné sans dommage sur mon corps. Ce qu'ils me proposaient, c'était de couper le sein et de le reconstruire en même temps. J'ai été horrifiée mais rapidement, je me suis surprise à penser que j'y gagnais tout bonnement la vie ! »

L'angoisse de défiguration

Il va sans dire que l'opération consistant en une ablation du sein engendre une angoisse de défiguration du féminin. Et même si la reconstruction mammaire immédiate offre un merveilleux progrès, évitant la confrontation avec le vide du sein dans le cas, par exemple, d'une reconstruction différée, il n'en reste pas moins qu'elle masque une effroyable mutilation et n'évite en aucun cas la fantasmatique de défiguration.

Certaines patientes évoquent des visions qui mettent en scène l'effroi face à la béance que représente l'ablation. Elles racontent qu'à ce stade, des images de corps troué, évidé et déformé les assaillent. Une peur du difforme est associée le plus souvent à cette fantasmatique. Le difforme surgit à l'idée de la rupture de la symétrie et du fait que le corps ne sera plus identique à ce qu'il a toujours été. L'angoisse de défiguration jaillit à l'écoute de certains rêves. La métaphore du monstrueux émerge alors parfois, sans détour, notamment dans leur matériel onirique.

« Je suis à trois semaines de l'opération. Je suis morte de peur. Je fais des cauchemars. C'est toujours le même qui revient : un énorme chien, type doberman, me saisit à la gorge et je me sens entre la vie et la mort si je fais le moindre mouvement. Le maître du chien s'avoue impuissant et je comprends que je dois me débrouiller toute seule. S'il me mord, je serai défigurée, devenant un monstre sans visage. Sans identité. »

« Cette nuit, j'ai fait un rêve très angoissant. Je suis dans une maison délabrée, pleine de moisissures, et je suis totalement perdue dans ce lieu que je ne connais pas.

J'entends un bruit étrange, comme un râle, derrière la porte. J'hésite à l'ouvrir car je ne sais pas ce qu'il y a derrière. Je me rends compte qu'il y a une petite fenêtre sur le côté. Je me penche. Ce que je vois me terrifie. Un monstre agonisant, sa tête comme son corps sont à moitié humains à moitié animaux. Il est en train de mourir et je dois attendre la fin de son agonie pour m'enfuir. Je n'ai pas le choix et je ne sais pas combien de temps cela va durer. »

L'acceptation d'une telle amputation n'est supportable que si elle s'inscrit dans la foi en un espoir de guérison. Ainsi, la reconstruction mammaire laisse présager d'un avenir possible : l'après-cancer du sein.

L'engagement dans le processus de reconstruction immédiate inaugure alors une articulation sur un double registre. L'un a trait au médical et l'autre au symbolique, car il concerne l'un des emblèmes du féminin : le sein.

Le chirurgien, sous son titre d'oncologue et de plasticien, se voit de fait investi d'un double rôle : celui qui détruit le foyer tumoral et celui qui, en reconstruisant le sein, permet que la femme ne se vive pas comme dénaturée. C'est en cela que son discours, accompagné d'un regard spécifique, s'avérera primordial dans l'accompagnement du sentiment de féminité. Nous avons pu effectivement observer l'apparition d'une demande radicalement différente au cœur de la rencontre des femmes avec leur chirurgien plasticien. Les patientes, après des mois d'examens invasifs suivis d'annonces traumatiques, peuvent enfin lâcher les exigences du corps organique et commencer, tout doucement, à se réapproprier une position subjective.

Des questions sans réponses

La consultation préopératoire, à la fois redoutée et attendue, s'articule autour de questions qui se scénarisent au préalable maintes fois dans l'imaginaire de la patiente depuis l'annonce diagnostique. Elle pressent que certaines d'entre elles ne relèvent pas du strict médical. Pour s'y préparer, celle-ci inscrit sur un papier toutes les questions, celles à ne pas oublier. « C'est tellement difficile de parler de ce qui va devoir se faire. Il ne faudrait pas que tout cela soit occulté par l'essentiel. Mais, qu'est-ce que l'essentiel si ce n'est : à quoi va ressembler mon corps de femme au réveil ? »

Comment échapper à cette question obsédante ? Comment ne pas entendre cette panique quant au devenir du corps féminin, le corps du désir ?

Autrement dit, cette consultation n'est pas une consultation comme les autres ! C'est l'appréhension de ce corps, évincé jusque-là, qui pourrait véritablement aider les femmes au creux de leur détresse. À ce titre, de nombreuses patientes ne parviennent pas à se faire entendre sur ce registre du féminin. C'est dans un désarroi total qu'elles affluent sur les forums de discussion[1] sur Internet pour solliciter une écoute et du soutien. Des témoignages font état, pour certaines ne sachant plus vers qui se tourner, d'un véritable affolement allant jusqu'au désespoir. Ceux-ci mettent en exergue une réelle carence dans la prise en charge médicale.

wEn effet, certains chirurgiens peinent à laisser place à un questionnement qui ne s'attache plus alors tant aux détails opératoires qu'à une écoute de ce féminin en souffrance. S'ils évoquent avec aisance les différents protocoles de reconstruction envisageables selon chaque cas, la prise en charge de la douleur et le temps de convalescence, ils sont fuyants, mal à l'aise, quand une patiente les interroge sur la sauvegarde de leur féminité dans le processus de reconstruction.

1. http://www.lesimpatientes.com ; http://www.espoir-vie-cancerdu sein.fr.

Il est facile de comprendre pourquoi les informations techniques, si indispensables soient-elles en consultation, ne suffiront pas à contenir l'angoisse d'une femme confrontée à la violence de cet acte chirurgical. Le discours médical semble comme hors sujet aux yeux de la patiente qui se retrouve dans l'attente d'une parole du chirurgien plasticien sur ce registre plus spécifique. L'absence de dialogue, l'esquive de certaines questions renforcent alors l'angoisse liée à l'effroi d'avoir à subir une telle mutilation. Comme si le sujet était tabou.

Les limites du chirurgien

Et pourtant, cette angoisse tend à se faire reconnaître par des questions d'ordre esthétique s'adressant au chirurgien en tant que détenteur d'un savoir de spécialiste sur le corps mais surtout, s'adressant à celui qui reconstruit la femme dans son image.

Sans doute ces interrogations sont-elles l'objet d'une interprétation erronée, au sujet d'une demande de performance médicale – la restitution du sein d'avant – qui renvoie, de fait, le praticien à une impuissance, l'impuissance de l'irrémédiable altération de la féminité de sa patiente.

Son angoisse est nourrie de l'ambivalence induite par son geste opératoire : sauver et meurtrir, permettre la vie mais introduire la perte, détruire et reconstruire, préserver la femme mais attaquer la féminité. Devant de tels extrêmes, il est facile de comprendre la difficulté d'assumer un tel rôle, un tel geste et, sans doute parfois, la colère qu'il peut inconsciemment provoquer. Celle-ci se retrouve en retour projetée et attribuée à la patiente que le chirurgien considère comme égarée dans l'illusion d'une chirurgie qui ne serait plus reconstructrice mais magique. Comme si, par miracle, la prothèse pouvait à elle seule compenser la perte du sein réel.

Cette exigence que le chirurgien s'impose est probablement issue d'une interprétation défensive de sa part. En consultation, il arrive que des éléments projectifs filtrent de manière inconsciente et soient reçus violemment par les patientes sans comprendre ce qu'elles ont pu dire de si transgressif.

« Lors d'une consultation, un chirurgien plasticien renommé d'un grand hôpital parisien m'interroge : "Est-ce qu'une cicatrice dans le dos vous dérangerait ?" M'étant largement documentée sur la question, je me permets de répondre : "Je ne veux pas de grand dorsal[1] *ni de toute autre opération lourde pour mon corps." La réplique est immédiate et terriblement brutale : "Madame, si vous venez ici avec des préjugés, ce n'est pas la peine. Toute opération est lourde. Vous êtes une femme exigeante. Vous ne serez pas satisfaite par une reconstruction par prothèse. Le résultat sera médiocre. Vous aurez un sein comme une galette et cela ne va pas vous plaire. Je le sais déjà." »*

1. Différentes techniques de reconstruction sont pratiquées par les chirurgiens plasticiens, que la reconstruction mammaire soit immédiate ou en différé : la reconstruction avec prothèse consiste en la mise en place d'une prothèse sous le muscle grand pectoral ; la reconstruction avec un lambeau prélevé dans le dos (technique dite du grand dorsal) transpose de la peau et le muscle du grand dorsal jusqu'au site de la mastectomie ; la reconstruction avec un lambeau prélevé sur le ventre (reconstruction par T.R.A.M.) transfère le muscle grand droit de l'abdomen et de la graisse du ventre afin de reconstruire le sein.

La reconstruction par lambeau est une intervention lourde, aux suites opératoires délicates, nécessitant une deuxième cicatrice, outre celle de la mastectomie, dans le dos ou sur le ventre. Chacun de ces protocoles comporte des avantages et des inconvénients. Différents critères seront pris en compte pour effectuer le choix : volume du sein à reconstruire, qualité de la peau, séquelles de la radiothérapie, désir de la patiente, etc.

La teneur de ce dialogue témoigne de l'interprétation du féminin à laquelle se livre ce chirurgien, qui verrouille l'écoute du désir de la patiente. En ce sens, l'expert médical fige toute parole et assène ce qui, selon lui, est à l'image du féminin et censé y répondre. Comment ne pas interpréter ce rempart érigé par certains médecins en une défense contre leur propre angoisse, une angoisse massive, celle de ne pouvoir contenir cette détresse du féminin.

Dès lors, comment accueillir le questionnement d'une femme quant à sa reconstruction mammaire, si la réponse anticipée du plasticien est chargée d'une projection massive sur ce qu'attendent les femmes en général ? N'est-il pas important de se défaire d'une posture médicale réduite au seul regard organique, si mal à propos quant à ce féminin qui se sent menacé par l'empreinte de la maladie ? Et l'on peut s'interroger sur les répercussions d'un corps non envisagé dans cette dimension, renforçant de surcroît la violence de la castration réelle de la mastectomie.

En effet, à ce stade des consultations, le chirurgien, en pratiquant l'ablation du sein et en verrouillant toute forme d'expression subjective, réactive la brutalité de la castration symbolique. Il réveille, à son insu, cette problématique face à laquelle la patiente s'est trouvée confrontée dans la construction de son identité sexuelle.

Selon Freud, le complexe de castration constitue l'un des fondements de la structuration du sujet sexué. Il se situe à l'aube de la période œdipienne et inscrit la fillette dans un préjudice physique qui trouve son origine dans le constat de l'absence de pénis donc dans la différenciation sexuelle.

Or le chirurgien, par un acte opératoire pourtant vital, fait basculer la patiente dans le réel abrupt de ce qui jusqu'alors était d'ordre psychique, enfoui dans l'inconscient.

Si l'on fait fi de cette dimension inconsciente, l'ablation, même suivie d'une reconstruction mammaire immédiate, peut plonger ces femmes dans un effet de sidération qui ne sera pas sans conséquences. L'un des aménagements possibles de la part des chirurgiens résiderait en un espace laissé à la parole autour de cette violence à subir quant à la perte d'un attribut de la féminité.

Si la chirurgie reconstructrice recouvre le vide du sein, le discours des médecins dénie bien souvent cette réalité psychique de la patiente et risque de ne laisser place qu'à la trace cicatricielle de la maladie, même au-delà d'une reconstruction mammaire réussie.

À l'écoute du féminin

C'est au creux de ce féminin refoulé, que le chirurgien intensifie un état de vulnérabilité déjà si présent chez sa patiente.

« La première consultation avec un chirurgien plasticien s'était révélée à l'encontre de mon attente. J'aurais cru pouvoir établir un dialogue autour de certaines questions qui m'angoissaient, ce ne fut malheureusement pas le cas.

Face à un autre praticien, espérant trouver réponse à mes interrogations, j'abordais, entre autre, la question de la cicatrice : "Dépassera-t-elle de mon soutien-gorge ?" Sa réponse fut cinglante : "Habillée, on ne verra rien et si c'est le cas, vous en porterez un plus couvrant." »

Oser, à quelques semaines de l'ablation d'un sein, se poser la question de sa séduction s'apparentait sans doute à un comportement hystérique que ce même chirurgien n'hésita pas à pointer en ces termes : « On vous reconstruit dans le même temps que l'ablation et vous avez de la chance, ce n'est pas comme ces femmes qui doivent attendre plusieurs mois leur reconstruction. »

Cette remarque n'est pas sans alimenter une culpabilité vis-à-vis des autres femmes qui n'ont pas cette chance et dispense, de fait, de toute autre demande. Est-ce vraiment au cœur de cette hiérarchie entre celles qui ont de la chance et celles qui n'en ont pas qu'une patiente peut se sentir soutenue par l'interlocuteur privilégié que représente son médecin ?

C'est justement dans le contexte de reconstruction mammaire que les patientes peuvent enfin renouer avec leur féminité. En ce sens, le regard du chirurgien est loin d'être anodin en ce qu'il offre un miroir anticipé dans le temps, miroir où la patiente cherche le reflet de son féminin en devenir.

C'est précisément parce que la parole chirurgicale serait portée par ce regard spécifique que la violence de l'ablation pourrait ne pas seulement être vécue comme l'image d'un corps amputé. Parce que le chirurgien incarne la position du savoir, grâce à son expérience clinique et le nombre d'opérations qu'il a effectuées auparavant, cela lui confère une capacité d'anticipation du résultat corporel.

> À ce titre, une patiente pourtant globalement satisfaite de sa reconstruction, a pu exprimer, en filigrane : « Oui, je sais que ma reconstruction mammaire est réussie, mais comment faire comprendre aux autres que, si ce cancer du sein ne m'a pas fait souffrir tant que ça dans ma chair, il m'a, en revanche, tellement fait souffrir dans mon corps de femme. »

Cela montre combien la reconstruction mammaire ne peut seulement s'appréhender sous un angle strictement plastique. Considérer le corps comme une enveloppe formelle, voire strictement fonctionnelle, risquerait, dans l'après-coup de l'intervention, de générer une dépression massive. Ainsi, la patiente serait comme condamnée au silence sur une reconstruction tout aussi essentielle. La reconstruction de sa féminité meurtrie.

Relatons à ce propos la dernière consultation de l'auteur avec un troisième chirurgien plasticien : « Forte de la confiance en l'oncologue et consciente des risques majeurs de conserver ce sein, j'étais dans l'acceptation de la mastectomie. Pourtant, l'impossible féminin dans la bouche de ces plasticiens m'avait, au fil de ces rencontres, poussée à y renoncer. Or cette consultation marqua une différence dans le sens où elle me permit d'établir de nouveau un lien de confiance propice à son acceptation définitive. L'entrée en matière de ce chirurgien fut simple : "J'ai une double casquette. Je suis à la fois cancérologue et chirurgien plasticien." Après avoir repris l'historique de la maladie, ce médecin me présenta des photos de reconstruction d'autres patientes, et a pu accueillir l'angoisse liée à la transformation corporelle à venir en m'assurant qu'il ferait en sorte de peaufiner l'aspect esthétique. Par ailleurs, il me proposa de rencontrer une autre patiente opérée un mois plus tôt, présente ce jour-là dans la salle d'attente : "Cette femme était dans la même frayeur que vous. Elle pensait que sa vie de femme était terminée. Vous pouvez lui parler. Ici, tout le monde s'entraide." »

Si ce registre du féminin n'est jamais abordé en tant que tel, quelle crédibilité donner à cette promesse faite aux femmes sur une possible reconstitution de leur intégrité corporelle en écartant cette question ?

Il ne s'agit pas de s'illusionner sur un miracle mais d'évoquer avec la patiente les limites et les possibles de la reconstruction de son image.

Pour autre exemple, une patiente, ayant appris sur un forum de discussion que la sensibilité de son sein serait perdue à tout jamais, s'étonnait qu'aucun des chirurgiens consultés ne l'ait informée de ce « détail » dans son incidence sur sa vie de femme.

Cette approche qui consiste à s'adresser aux patientes dans cette inextricable alliance sein-féminité fait partie de ce que le chirurgien doit pouvoir défendre dans tout protocole de reconstruction mammaire. En ce sens, cliver l'organe-sein du sujet féminin, risquerait d'entraver le processus de relance du narcissisme de la patiente.

Le regard-miroir du chirurgien

Cette posture du médecin, articulée sur le registre du médical et du féminin, constitue une autre forme de performance au-delà de la performance de l'acte chirurgical en soi. Dès lors, cet autre regard porté sur la patiente aiderait à une meilleure intégration du sein reconstruit et d'une image corporelle pour le moins agressée.

Privé de cette dimension symbolique, le regard du chirurgien ajoute à l'angoisse du vide, elle-même liée à la perte du sein. Puisqu'il est impossible de prétendre à une restitution du sein d'avant, même avec une reconstruction immédiate, la mastectomie figure un passage incontournable dans ce moment de défiguration du corps.

Le chirurgien qui devait opérer l'auteur de ce livre l'exprima par cette image : « C'est comme sauter dans le vide. » Il se montrait alors en résonance avec l'angoisse d'un corps frappé du sceau de l'étrangeté, le vide comme parfait inconnu.

Répétons-le : cette consultation n'est pas une consultation comme les autres. Elle requiert un état d'esprit où l'écoute des patientes sur le devenir du féminin n'est pas à confondre avec un besoin de réassurance sur le devenir du corps organique.

À cette demande spécifique, des médecins tentent d'apporter une réponse. Bien souvent, ils s'engouffrent sur un registre proche du maternage et cette réassurance s'exprime communément en ces termes : « Je comprends que vous soyez dans le désarroi après tout ce qui vous est arrivé. On va bien s'occuper de vous. Laissez-nous faire, maintenant vous êtes prise en charge. »

On peut tout à fait rassurer sans pour autant mettre la patiente dans cette position dissymétrique d'enfant à adulte. Ce soutien empathique, fortement nécessaire lors de la régression du fait de la maladie, est perçu alors comme une réelle difficulté du chirurgien à accueillir les attentes de sa patiente en évitant toute question dérangeante. Un tel discours place l'interlocutrice dans une position infantile qui, à la différence de rassurer, entrave ce lien d'adulte à adulte.

Ce qui pouvait être bon dans un premier temps de la prise en charge médicale va s'avérer néfaste dans un second temps. Le discours du corps médical se fige alors dans une réponse protocolaire et systématique de ce qui est jugé bon ou mauvais. Cette capacité d'écoute ne se nourrit pas de recettes toutes faites, mais elle permettrait d'être au plus près des besoins psychiques des patientes.

Anne se rappelle précisément de ce rendez-vous avec le plasticien : « Ce rendez-vous, je ne voulais surtout pas le rater. J'avais pris le temps de chercher les explications des différents protocoles sur Internet. J'avais eu par une collègue de travail l'adresse d'un bon chirurgien. J'avais beaucoup de questions à lui poser, un peu trop peut-être, mais comment vous dire, je n'allais quand même pas me faire charcuter sans savoir où j'allais. Quand il m'a reçue, je me suis inquiétée de ce morceau de peau qu'il voulait me greffer, c'est à peine s'il m'a expliqué : « Mais, voyons de quoi vous inquiétez vous, vous êtes entre de bonnes mains et cela ne sert à rien de vous angoisser comme ça. Arrêtez de vous poser des questions et de chercher des infos à droite et à gauche. Laissez-moi faire et tout se

passera bien. On programme l'opération et le reste, c'est mon domaine. »
Il se voulait rassurant, mais je ne me sentais pas du tout rassurée ! Je sais que ce n'est pas moi le médecin et que vaincre le cancer, c'est de son ressort. Mais c'est quand même moi qui vais ensuite vivre avec ce corps de femme ! Quand il ne m'explique pas ce qu'il va me faire et à quoi ça va ressembler, c'est encore pire ! J'ai manqué de lui dire que ce n'était quand même pas d'une appendicite dont on parlait ! »

Autrement dit, l'état psychique d'une femme traversant cette souffrance laisse apparaître de nombreux questionnements autour de la féminité. Il est fondamental que le médecin lui reconnaisse un statut de malade, certes, mais de malade au féminin. Cette frontière, si fragile, nécessite une écoute de ces deux niveaux : celui s'adressant à la femme-malade et celui s'adressant à la femme-sujet. Il conviendrait que le discours médical ne sacrifie pas l'une aux dépens de l'autre.

Cela soulève une autre question : comment rester sujet au cœur de sa maladie ?

« J'ai toujours eu à cœur, en allant voir mon médecin, que la consultation reste une rencontre, un moment où j'ai aussi mon mot à dire. Je sais bien que c'est lui qui a les moyens de me guérir mais c'est quand même bien moi qui suis malade ! J'ai fait tout ce que mon médecin m'a demandé. Il m'expliquait pourquoi il fallait le faire et ce que je ne comprenais pas, il me l'expliquait à nouveau. Il prenait aussi du temps pour m'écouter et vous ne pouvez pas savoir combien cela me donnait de l'énergie. Je sortais de son cabinet en ayant de nouveau l'espoir et le désir de me battre. Personne d'autre que moi ne peut savoir ce que je ressens et c'est justement ce qu'il écoute quand je lui parle. C'est un travail à deux pour guérir et si je me sens dépossédée, si je n'ai pas un médecin en face de moi qui comprenne cela, comment voulez-vous que je m'en sorte ! »

C'est sur ce sentiment de dépossession, éprouvé et évoqué dans de nombreuses consultations par les patientes, qu'il convient de s'interroger.

Réinvestir son corps au féminin

Dans cette consultation préopératoire s'échangent une relation entre une femme désemparée et un médecin soucieux de préserver l'image de sa patiente, en dépit de son geste opératoire mutilant. Son désir de guérir et de réparation fonde les motivations de sa mission au quotidien en tant que médecin. Mais si, dans le cas présent, le praticien devient seul acteur de la rencontre thérapeutique, il renverra à la malade une image de son corps enraciné dans la dépossession. Le sujet s'efface alors dans son propre regard. La surdité défensive du chirurgien esquive ce message de détresse en privilégiant un silence extrêmement déstabilisant.

Or l'expression de la subjectivité est essentielle pour construire ce regard sur soi. Lorsque le sujet se sent annulé, qu'il n'a pas sa place et ne peut parler en son nom, il se retrouve dans un regard sans regard qui le conduit à une position psychologique d'une excessive fragilité, voire mortifère. Quand, de surcroît l'angoisse de mort a été réelle, et quand l'angoisse de défiguration la réactive de manière tangible, laisser la place au sujet c'est remobiliser ses mouvements pulsionnels vitaux, sa capacité de mouvance psychique. Laisser la place au vivant.

Par la capacité à être sujet, à quitter l'asymétrie d'une certaine dépendance au médecin, la patiente ouvre un champ d'autonomie psychique par rapport à la maladie qui l'assaille. C'est en s'étayant sur cette nouvelle modalité qu'elle anticipera un regard positif quant à la reconstruction de son image. Il s'agit ici de reconstruire son intériorité de femme et c'est justement parce qu'on est sur ce champ de l'intériorité qu'on ne peut reprocher aux femmes de confondre esthétique et chirurgie reconstructrice.

Il ne nous est pas arrivé d'entendre dans nos cliniques respectives une telle confusion. La violence de ce que les femmes avaient déjà enduré ne permettait certainement pas ce genre d'illusion mais il est vrai que, chacune à sa façon, tentait d'exprimer ce qui serait, à ses yeux, le plus esthétique, au sens du plus féminin. En l'occurrence, ce qui est le meilleur protocole pour le plasticien pourra ne pas être en phase avec ce qu'en espère la patiente qui, même dans cette terrible épreuve, tient à rester au plus près d'un corps désirable.

Qui sait sur quoi reposent les ressorts de la féminité, tout particulièrement lorsqu'elle est tant meurtrie ? La chirurgie réparatrice plonge forcément patiente et chirurgien dans les dommages que la maladie inflige au corps, mais c'est pourtant seulement du côté des femmes que l'attaque narcissique est violente.

Le narcissisme, structuré depuis la prime enfance, est profondément mis à mal, ce qui induit un immense remaniement psychique. Qu'est-ce que le narcissisme ? C'est ce qui façonne l'amour de soi, fondement de toute relation d'amour ultérieure. Il représente le pilier du sentiment d'existence reposant sur l'investissement de soi-même, et s'il n'y a pas eu au préalable cette rencontre positive et structurante, les assises de la personnalité sont bancales et peu fiables. L'attaque corporelle de la mastectomie touche de plein fouet ces assises narcissiques. Même assortie d'une reconstruction immédiate, elle inflige une blessure profonde. Toute reconstruction qui ferait fi de cette défiguration du féminin ne pourrait permettre l'intégration psychique d'un tel acte mutilant. L'effraction narcissique a lieu sur un organe surinvesti de la représentation du féminin, pour la plupart des femmes, et c'est en ce sens que l'on peut parler de défiguration du narcissisme qui étaye les bases du féminin. Les patientes se trouvent face à une angoisse effrayante : que va devenir mon image de femme ? Autrement dit, leur narcissisme va-t-il être suffisamment tenace ?

> C'est l'une des questions qui hantait Florence avant la mastectomie : « Je me voyais déjà le corps balafré de cicatrices. Je ne m'imaginais même pas pouvoir soutenir mon regard devant une glace. Me déshabiller, me mettre en maillot de bain. Me cacher du regard des autres oui, mais le mien, comment y échapper ? J'ai toujours aimé mon corps, je l'ai toujours respecté, avant même de savoir que ce corps me permettrait de séduire. Aujourd'hui, j'ai peur de ne plus me reconnaître, de me faire peur, de ne plus me sentir femme. »

La reconstruction mammaire fait écran à l'impuissance et à la destruction causée par la maladie, tant du côté du praticien que de celui des femmes. Pour celles-ci, nous venons de montrer combien cette double intervention est une promesse quant à l'après-cancer du sein. Cet acte opératoire permet au chirurgien d'opérer sur un autre champ que celui de la guérison organique. C'est parce que les patientes mettent entre ses mains leur corps de femme, et plus seulement leur corps malade, en leur accordant toute confiance quant à l'opération organique mais aussi esthétique, qu'il pourra s'en voir finalement gratifié lui aussi. Et c'est à la croisée de ces deux narcissismes qu'une complicité thérapeutique peut avoir lieu et s'avérer profitable.

En tout état de cause, après l'intervention viendra le temps de constater et d'appréhender les traces laissées par cette intervention. Le regard apprivoisera, jour après jour, l'altération de l'intégrité corporelle. Un regard cherchant à ne pas séquestrer le féminin dans une réalité traumatisante. Un premier regard.

3

Le premier regard

« Au réveil de l'anesthésie, l'impératif besoin d'un face-à-face. Je traîne la perfusion jusqu'au miroir. J'hésite encore. Voir. Ne pas voir. Je ne sais plus. J'arrache les pansements et je me dévisage lentement. Je détaille ce buste de femme nue dont les ecchymoses bleuies forment des vagues de peau. Mon premier regard m'impose la métamorphose d'un féminin méconnaissable. La morsure du cancer a balafré d'une cicatrice de sang mon sein gauche au creux duquel s'érige une masse uniformément ronde. Sans mamelon ni téton. Un sein aveugle.

Ce corps étranger adhère à ma peau dans une proximité impudique. J'effleure cet amalgame de chair et de silicone à la quête d'une sensation. Seul le silence me répond.

Une infirmière entre dans la chambre : "Mais que faites-vous debout ! Ne faites pas ça, c'est beaucoup trop tôt, attendez quelques jours pour vous habituer à ce qui vous arrive." Je m'entends répondre : "Si je ne le fais pas maintenant, je ne suis plus sûre de pouvoir le faire un jour." »

Une date d'intervention a été arrêtée avec le chirurgien plasticien et le compte à rebours commence. L'amputation du sein s'annonce comme une réalité à laquelle la patiente ne peut plus échapper. L'attente qui précède cette date est insoutenable. Se savoir engagée sur un chemin censé mener à la guérison, avoir touché du doigt les affres de cette maladie potentiellement mortelle, offre comme une seconde naissance à la vie mais ce passage devra se frayer au tracé d'un schéma corporel accidenté.

Cette attente impose un entre-deux temporel. Si la reconstruction mammaire signe l'émergence du statut de malade, elle inaugure aussi un bouleversement corporel où les empreintes d'un corps familier s'effacent. L'après opératoire reste cette énigme qui mortifie d'angoisse la femme dans ce temps de l'incertitude.

S'enfuir... en finir

Les patientes avouent se noyer dans les contraintes du quotidien qui leur permettent de fuir la frayeur de ce qui va s'opérer ce fameux jour. Des injonctions défilent en boucle pour se donner du courage : « Il faut le faire. Ne pas reculer. En finir au plus vite. » Elles se heurtent pourtant à d'autres voix souterraines qui révèlent une âme de déserteur : « Je ne pourrai jamais y aller. J'aimerais avoir la force de m'enfuir au bout du monde. De renoncer. »

La nuit réveille sa charge d'incompréhension nourrie d'un profond sentiment d'injustice de devoir passer par une telle épreuve. Un discours circule à ce stade autour d'un acte qui jouerait le rôle d'une épreuve initiatique. Voici ce qu'on entend : « C'est terrible ce qui t'arrive, je ne sais pas comment tu fais, si ça m'arrivait à moi, je deviendrais folle. Quel courage tu as ! Ça me fait penser à un article que j'ai lu d'une femme qui a vécu la même chose que toi et qui raconte comment elle s'en est sortie plus forte, grandie et que sa vie après a totalement changé. »

Ce type d'encouragements part toujours d'un bon

sentiment, mais il projette l'interlocutrice dans une temporalité qui ne correspond en rien à ce qu'elle vit à l'intérieur d'elle-même. Comment expliquer aux autres qu'on se serait bien passé d'une pareille épreuve, qu'il est possible de grandir sans cela et, surtout, que ces mots engendrent une angoisse quant à un changement de vie aussi inattendu qu'indésirable ! La patiente et elle seule est ou sera en mesure d'élaborer la valeur de cet acte traumatique, d'en faire une expérience de vie ou non, et d'en signifier ou non la valeur d'initiation. Or dans la résignation se dissimule aussi une colère démasquant un désir d'insoumission par rapport au geste de profanation du féminin dans sa chair.

Rien n'atténue l'effroi de cette mutilation éminente ! Le monde des bien portants tient à évincer ces images d'un corps à tout jamais endommagé en ce qu'elles sont proprement insupportables et surtout impensables. En effet, le corps s'inscrit dans une norme sociale, assignée à un certain nombre de codes définis par les présupposés de l'époque et de la culture prédominante. Tout ce qui s'en éloigne et n'y est pas conforme provoque immédiatement un regard rejetant. La différence par rapport à la norme expulse de fait la personne hors de ses frontières. Le cancer et le spectre de la mastectomie placent les femmes dans une altérité menaçante en ce qu'ils dévoilent les limites d'un corps qui, soudain, déforme le regard sur soi, dans le miroir que présentent ces femmes pour les autres.

Dans la première phase de la maladie, le mal reste interne et invisible. Il n'a pas encore laissé la trace d'un préjudice discernable. Le territoire encore préservé de l'enveloppe corporelle ne lui résistera pas.

Après avoir traversé la spirale infernale d'investigations intrusives épuisant l'espoir d'un diagnostic favorable, la mastectomie signe l'échéance du traitement curatif. Elle propulse la patiente dans une autre famille du féminin étiquetée sous le terme de femmes mastomactisées. Un autre monde auquel elle seule aura accès, jour après jour, à travers son schéma corporel désordonné. Cette appréhension du corps d'un point de vue psychique se déclinera du pire au meilleur ou l'inverse, dans l'après-coup de l'intervention. Ce sont ces mouvements-là qui ouvriront ou pas le chemin du deuil.

Au fil du calendrier, ce rendez-vous avec la peur se rapproche. L'angoisse et le doute assaillent les femmes en se glissant à bas bruit dans le brouillard auquel le sommeil est réduit. Les conséquences de l'intervention se profilent : « Et si l'anesthésie générale ne se passe pas bien ? Et si le résultat ne me plaît pas ? Et si je ne me plais pas ? » Et si... !

Cet incessant questionnement s'attache à vouloir dissimuler la menace terrifiante de cette dernière étape du traitement du cancer du sein. Néanmoins, celle-ci ouvre sur un tout autre champ qui consiste à anticiper une image d'un féminin remanié.

Les petits matins revêtent une intimité où la toilette inspire des moments privilégiés avec soi-même. La main caresse ce sein condamné, geste tendre d'un ultime contact afin de tatouer tactilement la mémoire de ce qui ne sera plus. Son ablation, dans quelques jours à peine, lui donne une valeur d'exception jusqu'alors méconnue.

Les détails inesthétiques de ce sein paraissent bien dérisoires à la lueur de sa perte. L'investissement de ce sein se lit à la mémoire de son vécu de jeune fille, de femme, de mère. Le perdre entraîne la patiente dans une chute où son histoire de construction du féminin se voit suspendue.

Céline raconte la violence psychique de cette attente : « La journée, ça va. Je suis tellement occupée entre mon travail, ma famille, je n'ai pas une seconde à moi. Mais, quand j'arrête. C'est à peine si je peux retenir mes larmes. Tout me revient. Je suis submergée par la peur, la tristesse. Je ne pourrais même pas vous traduire cette émotion tellement cela me déborde. Devoir faire une chose pareille, je n'arrive même pas encore à y croire. J'essaie de ne surtout pas penser à après. Et si j'y pense, je m'effondre ! »

L'angoisse de l'après

Ce jeu des extrêmes sous-tend le temps de l'attente, teinté d'une violence psychique liée aux interrogations qui n'appellent pour l'heure aucune réponse. Jusqu'au jour du résultat quant au féminin détruit mais, promet-on, reconstruit. Le double mouvement de destruction-reconstruction ébranle le psychisme de la patiente qui se questionne sur quelle femme elle sera après le couperet de cette intervention. Vient alors le doute sur ce qui va se jouer dans le premier regard qu'elle s'adressera.

Un mouvement de désinvestissement du corps féminin alterne avec le surinvestissement du corps organique. Qu'entend-on par ces termes ? Nous parlons ici d'investissement libidinal. La libido est une énergie postulée par Freud, qui investit, surinvestit ou désinvestit ce qu'on appelle l'objet en psychanalyse. Loin de se cantonner au champ de la sexualité, l'objet désigne aussi l'être aimé, une activité professionnelle, artistique, intellectuelle ou encore une partie du corps, ce qui nous intéresse particulièrement ici. Mouvement perpétuel signant la vie psychique, l'énergie libidinale est le moteur du désir, de l'amour, de la relation à l'autre, de la curiosité, de la capacité à faire des projets.

Cela révèle un paradoxe qui se joue intérieurement pour les patientes : le sein se voit investi massivement par le processus de guérison en tant qu'il représente un danger de contamination du corps tout entier. Mais ce surinvestissement s'assortit, non sans bouleversement psychique, d'un désinvestissement du corps féminin. La patiente n'arrête pas de balancer entre investissement et désinvestissement.

Une patiente nous a fait part de ce dialogue intérieur auquel elle se livrait régulièrement comme si deux femmes, à l'intérieur d'elle-même, s'affrontaient : La première affirmant : « Qu'est-ce que j'en ai à faire de perdre mon sein, du moment que je reste vivante ? Ça me fera une belle jambe d'avoir mes deux seins et de me retrouver dans une tombe. » La seconde voix contrecarrant immédiatement : « Oui, mais comment imaginer ma vie de femme sans ce sein ? Qui va me faire croire qu'après une telle intervention je me sentirai encore femme ? C'est tellement plus facile à dire qu'à vivre ! »

Ce processus intérieur est à prendre éminemment en compte. Souvent, il y a un véritable tabou quant à l'écoute de ce désinvestissement qui affiche une réelle détresse. Or, l'entendre, c'est le reconnaître, et c'est laisser l'ouverture au possible dans un ailleurs et un ultérieur. C'est ce possible qui va ramener la patiente sur le chemin d'une certaine subjectivité corporelle, une réappropriation de son corps tel qu'il est, tel qu'elle le voit, mais surtout à ce à quoi il est lié, à ce qu'il a été et à ce qu'il sera.

Or la reconstruction de ce sein passera aussi par un regard réinvesti sur le corps, un certain regard. Pour l'heure, l'idée d'un sein amputé a créé comme une béance psychique, réactivant douloureusement, nous l'avons dit, le complexe de castration. La mastectomie fait écho pour chacune au vécu de cette problématique inscrite au cœur du féminin.

La petite fille découvre un jour que son corps ressemble étrangement à celui de sa mère mais, trahison suprême, cette mère toute-puissante est inscrite dans le manque du phallus. La désillusion nourrit dès lors une quête insatiable : trouver un objet consolateur ayant fonction de combler la béance de cette blessure narcissique. Celle-ci ne cicatrisera pas totalement et restera, à tout jamais, ouverte ! L'imaginaire du terrain cicatriciel de la mastectomie se nourrit de cette faille, au demeurant constitutive de l'identité féminine. La collusion avec le réel de l'amputation fait chanceler les assises narcissiques de la patiente. Un abîme s'ouvre sous ses pieds à la veille de l'intervention.

Le jour J

L'entrée dans le lieu hospitalier est chargée d'une tristesse sans nom. Anne, Céline, Florence, Julie et tant d'autres nous ont tenu, en substance, le discours suivant : « Le jour J, quand j'ai pris le chemin de l'hôpital, c'est comme si on me conduisait à l'abattoir. J'aurais voulu me débattre, m'enfuir mais le cancer, lui, ne l'entendait pas de cette façon. Les soignants étaient prévenants, certains même délicats mais j'étais dans un brouillard informe de sensations. Je n'arrivais pas à me déshabiller. Comme si mes vêtements restaient la dernière carapace protectrice face à ce passage obligé du scalpel. J'ai laissé sur le lit tout ce que les infirmières m'apportaient. Je pouvais à peine répondre à leurs questions et encore moins les regarder. J'étais muette de peur et de détresse. Je me suis figée devant la fenêtre de cette chambre qui laissait entrevoir un souffle d'espoir sur un autre lieu que celui-ci, une autre réalité. »

Les infirmières pratiquent les derniers bilans sollicités par le chirurgien et l'anesthésiste. Elles distribuent calmants et somnifères, déposent au pied du lit la blouse opératoire avec les consignes sur la douche du lendemain : la patiente doit méticuleusement badigeonner d'un savon antiseptique « la zone à opérer », puisqu'on ne parle plus alors de sein.

Le temps s'arrête. Les mots sont annulés. Le vide commence.

Le réveil procure un sentiment inimaginable seulement quelques heures plus tôt. Les patientes expriment un sentiment de soulagement, une libération de savoir le cancer hors de soi ou encore, disent-elles, le crabe foutu à la poubelle. Le danger est enfin résorbé, organiquement.

Si la priorité du postopératoire s'attache à prévenir tout risque d'infection pour la bonne cicatrisation de la plaie et privilégie le traitement de la douleur, il reste néanmoins à appréhender les dommages causés par l'intrusion de la maladie, à faire face à son empreinte. Si l'organique a sauvé sa peau, la psyché tremble à l'idée de cette rencontre avec l'inconnu d'un corps dépouillé d'une partie de son féminin. La patiente ne peut plus éviter ce réel du miroir que son regard va devoir affronter, soutenir.

Le sein aveugle

Dé-couvrir la cicatrice, le sein reconstruit sans aréole et sans mamelon est une mise à l'épreuve du regard, du premier regard sur ce soi transformé. Comment assumer l'image d'un féminin si peu conforme ?

Il n'y a pas d'antalgiques pour apaiser l'angoisse de ce premier regard sur soi. Certes, l'opération s'est bien passée mais, pour beaucoup de femmes, l'errance psychique s'amorce. Certains entretiens cliniques laissent entrevoir l'ampleur de cet égarement.

> « On a beau se préparer. C'est terrible cette image. Pourtant j'avais vu plein de photos de femmes ayant subi la même chose pour m'éviter un trop grand choc. Mais quand c'est soi la photo, on n'arrive pas à y croire. Je suis

tellement en colère, tellement perdue. La première fois que j'ai osé le regarder, c'était chez moi. Toute seule. J'ai eu l'impression d'avoir un sein comme une poupée gonflable. Comme j'aurais voulu hurler contre cette horreur ! Depuis je rejette mon corps. Ce sein ne m'appartient pas. Rien ne me console. Comment voulez-vous aimer votre corps de femme si vous ne vous reconnaissez plus ? Je ne vois plus que lui, ce sein, je ne le supporte pas. Et tout le reste disparaît derrière lui. Je ne me sens plus une vraie femme. Tout est faux, archifaux. Je regarde plein de femmes dans la rue qui ont leurs deux seins et je ne les trouve pas féminines pour autant. Qu'est-ce que c'est une vraie femme ? Je m'étais encore jamais posé cette question. Avant que l'on me retire mon sein, c'était évident. Mais maintenant ? Je sais que j'ai eu de la chance de faire une reconstruction immédiate mais dans mon cœur, je me sens comme une amazone. »

Le premier regard signe l'entrée dans une seconde phase du traumatisme. De la nature de celui-ci découlera pour les patientes le possible d'une réappropriation de leur corps. Pour l'heure, elles décrivent l'obligation de constater l'ampleur d'un corps dévasté.

« C'était comme s'il m'était soudain possible de discerner mon image dans le miroir. J'y apercevais les contours de mon corps tuméfié, criblé de cicatrices, un corps dont il m'était impossible d'identifier une partie, comme si le chirurgien n'avait pas placé la bonne pièce au bon endroit. »

L'attitude de l'équipe soignante joue un rôle déterminant dans l'accompagnement de ces premiers jours. La patiente, en attente de réassurance, se laisse porter par des paroles de réconfort, des gestes attentionnés. Dans ce rôle, l'infirmière permet souvent d'initier le regard sur le sein reconstruit, de le dédramatiser. Elle aide ainsi à franchir le pas de cette première rencontre.

> « Au troisième jour, je n'en pouvais plus. Je détournais toujours la tête à chaque fois que l'infirmière faisait les soins. J'étais terrifiée à l'idée de regarder mon sein. Ce jour-là, elle m'a simplement dit cette phrase en refaisant les pansements : "Vous avez une bien belle cicatrice. Vous ne devriez pas avoir peur de la regarder." Qu'elle ait pu parler de ma cicatrice ainsi m'a vraiment touchée. Je n'ai plus détourné la tête. »

La présence bienveillante des soignants et des proches protège un tant soit peu de la violence de la mastectomie, enveloppant le corps souffrant de respect et d'attentions. Mais le retour chez soi convoque une intimité empreinte de solitude. Soutenue dans le temps de l'hospitalisation, la patiente se sent comme abandonnée et dans un profond désarroi dès sa sortie. Pour le corps médical, l'acte opératoire subi clôture ce drame du féminin et c'est comme si la perte réelle du sein et sa reconstruction immédiate induisaient que la femme passe presque immédiatement à autre chose. La réalité psychique est autrement négociable.

Certes, la performance chirurgicale a comblé le vide du sein et le paravent de la reconstruction colmate son absence. Mais, face à la transformation d'un corps qui lui échappe, la patiente est incrédule. Pourtant, toute l'équipe soignante cherche à la rassurer : « C'est terminé. Vous allez être contente. Le chirurgien a vraiment fait un beau travail. Le cancer, c'est derrière vous. » Les discours des uns et des autres se déclinent déjà au passé, quelques jours seulement après l'intervention. « Oubliez tout ça. C'est du passé maintenant. » Les visiteurs renchérissent, se montrant médusés par ce faux-semblant, comme si le résultat revêtait plus d'importance que ce qui avait conduit à cette perte.

L'histoire d'un sein

La patiente cherche au cœur de ce premier regard l'ébauche d'un sein connu. Or le vrai s'oppose au faux en un dialogue impossible. Cet organe étranger est vierge d'histoire. L'étrangeté du sein reconstruit perturbe l'harmonie d'un corps féminin où l'asymétrie marque un décalage entre un sein flambant neuf et l'autre, fatigué certes mais si familier. Ce dernier s'est construit au fil des années traversant les âges de la féminité : Le sein pubère signant la naissance de la jeune fille. Le sein de séduction affirmant la femme dans sa sexualité. Le sein nourricier sacralisant la maternité. Mais celui reconstruit, à quoi renvoie-t-il ?

L'œil s'obstine pourtant à scruter tout lien de ressemblance. La forme ronde, presque parfaite dessine, il est vrai, une parenté avec l'objet sein. Un sein esthétique mais désincarné.

Le premier regard, c'est aussi celui des autres, des proches, de l'entourage. Le leurre fonctionne pour eux au sens où il permet d'apporter une réponse à ce qu'ils ont pu construire imaginairement autour de l'ablation. L'objet sein reconstruit est ici perçu comme un objet contraphobique, ce qui revient à dire qu'il constitue un rempart à leurs angoisses et évacue toute pensée rappelant le vide du sein. « C'est incroyable. On ne voit rien. Il faut vraiment le savoir pour voir une différence. » Néanmoins, la femme ressent combien cette carapace ne la protège pas de l'impact psychique de la perte. Une souffrance en instance de mots l'habite et celle-ci n'a pas encore trouvé son lieu de parole. Dans la tourmente de sa chair, elle ne pense qu'à ça. Son regard intérieur s'oppose au paraître de la reconstruction, regard non convaincu par cet effet de leurre. Le pansement la protège d'une mise à nu du sein reconstruit qui permet de ne pas offenser son regard mais les sensations internes s'en mêlent. Le corps se refuse à la présence de l'intrus.

La chair, la prothèse se calent, à l'étroit, inextricablement. Les hématomes figent le sein en une coque rigidifiée. Le corps étranger, niché sous la cicatrice, n'hésite pas à se faire entendre à chaque mouvement. La nuit, moment où toutes les sensations sont exacerbées et où il est bon de pouvoir réfugier le corps dans le repos, c'est impossible. Un combat fait rage, mettant en jeu un corps qui allait de soi et celui-là même qui se révèle sous un autre jour.

Anne nous livre ses sensations : « Impossible d'oublier nuit et jour que vous avez quelque chose à l'intérieur de vous. Même sans mouvements, j'ai l'impression que la prothèse veut sortir de mon corps tellement elle tire sur la peau. Je vérifie en permanence par le toucher que la cicatrice ne s'ouvre pas. Je sais bien que ce n'est pas possible. C'est tellement étrange de ressentir cela. Quand je crois que je vais m'y faire, il suffit d'un mouvement brusque et la douleur se réveille, des élancements qui me rappellent à l'ordre. La nuit, je n'arrive pas à dormir, j'ai l'impression que la peau va exploser, mais aussi, curieusement, qu'elle va éclater vers l'intérieur. C'est un véritable chantier là-dedans ! »

La nostalgie du sein perdu

Les doigts, jour après jour, palpent et fouillent cette masse à la recherche du sein perdu. Sa forme reconstruite nourrit un conflit : la patiente oscille entre la satisfaction du sein revêtu, ne déséquilibrant aucunement son image extérieure et la désillusion d'un sein nu, évoquant la nostalgie lancinante de l'autre.

Aller à la rencontre de son image dans ce premier regard, c'est estimer si la chirurgie réparatrice a pu conserver tant bien que mal l'image de son féminin. Les assises narcissiques de la patiente vacillent à l'idée d'une féminité ruinée par le cancer. Une question hante à ce titre les premiers jours : Voir ou ne pas voir ? Comment voir ?

Cette question du comment fait passer la patiente du premier regard, pris dans le trauma, aux premiers regards qui sous-tendent déjà, même à son insu, l'amorce d'une autre position. Elle lui rend possible le retrait de cet état de sidération et d'impuissance dans lequel elle se trouve. Ce mouvement laisse alors place à toute une palette de gestes pour se réapproprier cette chair qui demande à être investie. Les premiers regards sont furtifs comme s'ils voulaient seulement entrevoir ce sein sans approcher le sentiment d'infidélité faite à la mémoire de l'autre. La toilette, le temps des soins, devient un moment douloureux de chassés-croisés avec le regard. Dans les lendemains de l'intervention, deux voies se dessinent le plus souvent pour chacune : soit un refus de poser son regard sur l'étrangeté de ce sein, soit au contraire un regard incessant pour tenter de réinvestir ce sein méconnaissable.

> « Chaque jour et ce, plusieurs fois par jour, je décidais d'un air résolu de m'avancer vers la salle de bains où je savais qu'un miroir en pied m'attendait. Mais je ne pouvais pas aller jusqu'au bout. Je ne supportais pas de me voir. J'avais tellement peur de l'image qu'il pouvait me renvoyer. J'avais beau reculer et reculer ce moment, je savais bien que je ne pourrais pas toute ma vie fuir mon regard. Je me rappelle même avoir mis un drap sur la glace tellement cela m'angoissait. Alors, je me suis dit que j'allais voir avec le toucher. Doucement, j'ai parcouru la courbe du nouveau sein. J'ai comparé en plaquant les deux mains sur mes deux seins leur différence de rondeur, de souplesse. Cela m'a beaucoup aidée à ne plus

avoir peur. Un jour, j'ai oublié de mettre le drap avant de me doucher et ce que j'ai vu ne m'a pas terrifiée. »

Un regard persécuteur

Cependant, les séquelles corporelles de cette transformation peuvent représenter une telle violence que certaines patientes rejettent leur propre regard, médiateur d'une vision insupportable. Leur corps entier est alors banni et interdit de regard. Le sein reconstruit devient le représentant exclusif du corps, occultant tout le reste. La mutilation déborde le champ de l'agression opératoire pour détériorer l'image du corps de la femme dans sa globalité. Il ne reste alors qu'une femme qu'elle voit comme dégradée.

Qu'est-ce qui fait que cette zone de chair, au regard du corps dans son entier, tout à coup, engloutit tout le reste sous le sceau de la mutilation ?

Tout se passe comme si ce sein abîmé se voyait, pour elles, comme le nez au milieu de la figure, comme si le sein tout à coup se mettait à la place du visage, en son centre. Un sein au milieu de la figure.

Comprendre cette curieuse métaphore, c'est tenter d'écouter ce qui, chez les femmes, participe de leur construction narcissique et notamment d'un narcissisme féminin.

La construction narcissique assure une permanence d'existence intérieure et, lorsqu'elle est suffisamment fiable, elle se suffit à elle-même, en dehors du regard de l'autre. En revanche, dans certaines circonstances, une personnalité n'ayant pas suffisamment acquis cette sécurité interne devra en permanence quêter une réassurance dans le regard et l'amour de l'autre. Sans faire de systématisme, on peut comprendre que pour certaines de ces femmes, le recours au surinvestissement des zones érogènes féminines est indispensable à l'étayage de leur être-femme. En être privées peut alors les conduire à un séisme identitaire.

Ainsi, le sein surinvesti s'affiche comme une zone emblématique, non seulement de leur féminité, mais également de leur être. La mastectomie, même avec reconstruction, représente une immense effraction narcissique qui compromet leur sentiment d'être. Il est fort à parier que cette effraction atteigne l'ensemble des femmes opérées et, pour les plus fragiles narcissiquement, il y a un réel danger d'effondrement. On se trouve non pas tant ici du côté de l'effraction du féminin que de celui de l'effraction de l'être, du sujet. La mutilation vient toucher de plein fouet cette enveloppe corporelle qui, dans l'histoire de la patiente, avait tenu le coup jusqu'alors pour maintenir un sentiment d'unité et de globalité sensorielle et corporelle.

> « Je me regarde en miroir dans les yeux des gens qui passent. Je marche vite pour cacher mon faux sein. Je sais bien qu'il est impossible à déceler. Mais, j'ai tellement peur que ça se voie, qu'on me considère différente. Je suis obsédée par les seins des autres femmes. Ils sont tellement vivants. Ils bougent quand elles marchent. Ils sont encore sensibles au froid par exemple. Moi, plus rien, comme si j'avais un sein mort. D'ailleurs, je me sens comme morte, avec un trou béant à l'intérieur de la poitrine. »

L'impact du réel cicatriciel laisse ces femmes sidérées de ce que leur dévoile le regard.

> « Le premier jour, quand j'ai retiré le pansement, je croyais être prête à regarder ma cicatrice, je m'étais trompée. Aujourd'hui, je regarde le moins possible mon corps : un regard rapide dans le miroir après la douche. Je réalise que je dois assumer ce corps mutilé seule. C'est pour la vie et ce n'est pas facile. Je ne sais pas si j'y

arriverais. Je me sens si diminuée. Tout a disparu avec mon sein… l'impression d'être amputée de mon âme. Ce n'est pas que la reconstruction mammaire est ratée. On pourrait même dire qu'elle est réussie, mais je n'arrive pas à voir ce que les autres voient. »

Pour toutes, l'étrangeté d'un corps inconnu se révèle au sein de cette épreuve du miroir. Certaines patientes mettent des mois avant de pouvoir s'y confronter. Cet évitement constitue une fragile protection face à l'insoutenable reflet que la femme n'identifie plus vraiment comme étant le sien.

« On m'a placé une prothèse sous le muscle pectoral. Les premiers jours, tout s'est plutôt bien passé à part une espèce de gêne. Je suis rentrée chez moi. Depuis c'est l'enfer, je ne dors plus, le muscle tire et c'est très douloureux. J'ai essayé de me voir, mais je n'y arrive toujours pas. J'ai plutôt envie de me bander les yeux et d'oublier tout ça. Mais la douleur se rappelle à moi sans cesse. Je me dis que je me plains pour pas grand-chose par rapport à ce que vivent certaines, mais là je craque un peu. En plus je m'en veux. Je ne suis vraiment pas courageuse. Je refuse de regarder mon corps, j'ai tellement peur de ce que je pourrais voir. »

Mais peut-on parler ici de courage ? Il est bien évident que, dans ce contexte particulier, ce n'est pas une histoire de volonté. Il est absolument nécessaire, pour penser la reconstruction psychique après une reconstruction mammaire, d'être respectueux de ce temps propre à chacune pour accepter de voir et de se voir. Plutôt que de parler de courage, nous pourrions pointer l'importance d'être en mesure de rester confiante sur leurs propres capacités à mobiliser des ressources psychiques.

Pour d'autres, en effet, ce faux sein signe le réel de

l'amputation mais pourtant un possible vers une autre représentation du féminin, exemple précisément de ce qu'est une ressource psychique pour faire face à ce moment traumatique.

> « Avant l'intervention, j'imaginais que j'allais être un monstre. J'avais tellement peur. Quand j'ai osé regarder mon sein pour la première fois, cette boule lisse et ronde m'a rassurée. Je l'ai caressé, c'était doux comme une peau de bébé. Bien entendu, ils n'ont rien à voir l'un avec l'autre mais c'est comme une mère avec ses deux enfants. Ils ne sont pas pareils et pourtant elle les aime. J'ai eu envie d'être cette mère-là pour mes deux seins. C'est évident, ce sein n'est pas naturel. Tout ce que vous voulez mais il fait partie de mon corps et j'ai envie de m'en occuper comme d'un enfant, un enfant différent. À sa façon, il est presque plus beau que l'autre tant il a souffert. Et je crois bien que c'est ce qui m'a permis d'accepter de le voir sans le juger en termes de vrai ou de faux. »

La créativité psychique prend divers chemins de traverse. Elle peut amener les patientes à aller puiser dans le versant du maternel pour restaurer un sentiment du féminin et consoler ce premier regard. Se situer dans ce versant du maternel protège d'un regard-jugement rappelant à l'ordre la norme du féminin. Le procès esthétique du beau et du laid n'a donc pas lieu d'être. Le surmoi ne peut jouer son rôle de despote et s'abandonne alors à la protection du sujet. Le surmoi représente l'intériorisation des interdits et des injonctions paternels et maternels. Entre autres, il construit le rapport à l'autorité, le sentiment de culpabilité, le jugement, le désir d'idéal. Un surmoi impitoyable s'avère destructeur, mais à l'inverse un surmoi qui encadre mais ne persécute pas peut constituer une formidable ressource de protection. Dans cet exemple d'aller se réfugier vers le maternel, le surmoi peut agir de manière plus clémente.

La sublimation constitue la capacité pour une personne à créer, à partir du réel, traumatique ou non, une autre réalité qui s'en détache. Ce détachement s'opère par la capacité d'accéder à un univers symbolisable de ce qui traverse le sujet.

> « L'être humain est pour moi une œuvre unique et irremplaçable et donc le féminin s'exprime à travers bien d'autres choses qu'un sein. Tout le monde n'en est pas conscient. Celui qui ne sait pas vous regarder pour ce que vous êtes, ne vous y arrêtez pas. Un autre saura le faire, vous respecter en tant qu'être, en tant que femme. »

Formuler les choses ainsi montre que cette patiente fait preuve de ressources sur lesquelles elle pourra largement s'appuyer. Mais quand ce n'est pas le cas, quand la plaie psychique reste ouverte, un risque majeur de dépression peut frapper certaines femmes qui, malgré la reconstruction, ne se retrouvent pas dans leur sentiment de féminité. Si la médecine a sauvé le corps biologique, l'enveloppe psychique reste cependant endommagée. C'est alors que la mobilité psychique se fige et s'enclave dans le vide du sein au-delà de la reconstruction immédiate. Celle-ci n'a pu colmater la perte du sein, ni la perte psychique.

Il ne s'agit pas ici de remettre en cause les bienfaits de la reconstruction mammaire dans ce qu'elle restitue aux femmes une silhouette, mais plutôt d'entendre combien la reconstruction psychique ne va pourtant pas de soi. Dans cette perspective, il est fort possible que les patientes se retrouvent démunies et impuissantes face à elles-mêmes sans vraiment comprendre pourquoi elles vont si mal alors que tout s'est si bien passé. L'après-cancer du sein constitue cette autre étape, souvent oubliée ou minimisée. Être sorti d'affaire ne suffit pas à se sentir bien !

Cécile s'était décidée à prendre rendez-vous avec une psychologue pour mieux s'accepter. Il y avait plus de deux ans qu'elle était reconstruite mais elle se sentait toujours aussi détruite par cette maladie grave qui l'avait surprise alors qu'elle construisait une toute nouvelle relation amoureuse. Elle avait perdu son sein et l'homme de sa vie, ni l'un ni l'autre n'avaient résisté au cancer du sein. Elle n'avait eu aucune autre relation depuis. Pour elle, elle ne savait pas si le plus douloureux était la perte de son sein ou de son compagnon. Tout s'était confondu dans son esprit et elle attendait de cette thérapie de pouvoir enfin y voir plus clair.

Ce sein reconstruit, dès le premier regard, elle n'avait jamais pu vraiment s'y faire. Elle trouvait qu'il faisait toc sur son corps comme une pièce rapportée. Elle le supportait comme une cohabitation difficile.

Il lui arrivait même de l'insulter quand, dans l'intimité de sa salle de bains, il lui imposait sa présence provocatrice. Elle se demandait bien à qui elle s'adressait. C'était plus fort qu'elle. Elle croyait devenir folle. C'était pour cela aussi qu'elle avoua avoir eu ce besoin de consulter.

Quand le mot deuil fut murmuré dans la séance, elle parut presque étonnée. Deux ans de souffrance et le deuil n'était pas terminé ! Elle comprit alors qu'il n'avait probablement pas encore commencé. Elle avait cru que le temps cicatriserait la violence de cette double perte et, depuis, elle s'accablait de reproches et s'en voulait de s'accrocher à ce passé de maladie et d'amoureuse abandonnée. C'était fini depuis longtemps. Mais pour elle, c'était comme si c'était hier !

Cet exemple illustre *a contrario* combien la réalité organique, facteur déclenchant du trauma, opère un remaniement psychique d'ordre dépressif. Cette faille interne, véritable moment d'effondrement pour le sujet, est loin d'être un moment catastrophique. Au contraire, cette traversée dépressive s'avère une opportunité à saisir en ce qu'elle représente une étape nécessaire pour reconnaître la perte, lui donner du sens et faire avec, être en mesure d'y réagir plus activement que passivement.

Le temps psychique, propre à chacun, apprivoisera l'événement traumatique, pas à pas, sur le chemin du deuil. S'y aventurer, c'est, en premier lieu, juger de l'ampleur de la perte.

4

Le regard de l'endeuillée

En guise d'introduction à cette thématique du deuil, revenons sur la suite du dialogue qui eut lieu lors du premier entretien préopératoire de l'auteur évoqué page 49:

« Le chirurgien: La prothèse, je vous le répète, sera un échec. Vous aurez un sein comme une galette. Madame, vous n'avez pas fait le deuil de votre sein. Pourtant, vous êtes psychologue !
L'auteur: Je ne suis pas ici en tant que psychologue, je suis ici en tant que patiente. Je ne veux pas plus de cicatrice que celle de la mastectomie.
Le chirurgien: Le mot deuil, c'est un mot que vous connaissez, j'espère !
L'auteur: Monsieur, depuis l'annonce diagnostique, je me réveille souvent la nuit en larmes et je viens juste de réaliser le sens du mot ablation.
Le chirurgien: Madame, vous êtes en dépression et vous ne le savez pas encore. Vous n'êtes pas en état d'être opérée et pour l'instant, je me refuse à faire cette opération. Revenez me voir un peu plus tard !
Comment faire entendre à ce médecin qu'une cicatrice de vingt centimètres dans le dos m'était une cicatrice de trop ? Fixer les limites du cancer à mon sein gauche était ma façon

de circonscrire l'envahissement de la maladie sur ma chair. Si je m'étais résignée à l'amputation du sein, je ne pouvais pas et je ne voulais pas aller plus loin. »

« Vous n'avez pas fait le deuil de votre sein… » « Faire le deuil »… Ce discours médical, parce qu'il est asséné comme un devoir à accomplir d'urgence, bloque justement l'espoir d'effectuer ce travail de deuil ultérieurement, comme si ne pas répondre à cette injonction venait interdire la possibilité de l'entrouvrir un jour. Cette formule semble une solution miracle quand il n'y a plus rien à faire, plus rien à dire. Elle remet la souffrance due à la perte en main propre au sujet, sujet éperdu devant ces quelques mots dont on lui fait bien remarquer qu'il n'en détient pas la clé.

La patiente a jusque-là rencontré la peur martelée d'une angoisse inconcevable dans la confrontation permanente avec la maladie. Tout soignant en oncologie, dans sa fonction spécifique, en est conscient. Tel l'aparté de ce médecin : « Ce n'est pas rien, la perte d'un sein. Même pour guérir d'un cancer. »

Comme cela a été maintes fois exprimé dans cet ouvrage, ce lourd tribut payé à la maladie est chargé de représentations terrifiantes issues du fait d'avoir frôlé la mort mais aussi d'avoir eu à agresser son féminin pour en réchapper. Une souffrance en solitaire s'installe où le temps est compté et chaque seconde plonge la patiente dans la frayeur et la nécessité de cette opération.

Deuil sur ordonnance

Faire le deuil. Oui mais comment faire ? Si seulement il y avait un mode d'emploi ! Il suffirait alors de suivre des consignes à la lettre, telle l'observance méticuleuse d'une ordonnance afin de lutter contre le sentiment dépressif. La banalisation de cette formule se préoccupe peu de comprendre qu'une perte annoncée n'est pas pour autant synonyme de perte. Celle-ci n'a pas inscrit sa trace cicatricielle dans le réel du sein. Allons même jusqu'à dire que la perte, vécue, réelle, ne donne pas toujours immédiatement accès à son assimilation, à sa prise de conscience. Il y a un élément majeur à considérer dans le processus de deuil, élément maître à bord de la vie psychique : la temporalité.

Or le temps psychique n'a rien à voir avec le temps réel du calendrier ou de la pendule. Nous développerons au fur et à mesure cette notion fondamentalement présente au cœur du travail de deuil.

Que cette consultation préopératoire avec le chirurgien, vouée à la décision du protocole de reconstruction, engage dans le processus de deuil est chose entendue. Mais pour autant, ouvre-t-elle sur un savoir-faire du deuil ? Ainsi formulée, cette expression est reçue par la patiente comme une véritable injonction. Au moment même où elle est submergée par l'ultimatum qu'inflige le cancer à sa féminité, elle se trouve assignée à une tâche dont elle mesure difficilement l'ampleur.

Faire le deuil. De tels propos revêtent une certaine violence car ils rétablissent abruptement un pouvoir médical sur un choix de reconstruction qui semble ne pas se discuter ! Mais c'est justement lors de cette consultation si particulière qu'il est essentiel de laisser la parole aux patientes sur leur sentiment de féminité passé, présent et à venir, en tenant compte, bien entendu, des contraintes tissulaires de chacune.

Mais face à cette percée du féminin, certains médecins sont déboussolés, angoissés et, sans réponse protocolaire, se laissent aller à des réactions parfois très vives. La brutalité de ces propos ne vient-elle pas prendre la place d'une subjectivité dont le chirurgien n'a pas l'habitude ?

Cette rencontre avec le plasticien fixe une date dans

la réalité de l'ablation du sein et de sa reconstruction immédiate. Écouter cette angoisse des femmes, sans chercher à y répondre systématiquement, respecterait tout d'abord leur détresse et, en écho, leur attachement à une féminité qui est la leur avant d'être livrée à la chirurgie.

Dans ce contexte, l'urgence du devoir de deuil énoncée ici est liée à un temps que nous qualifierons d'organique. Il ne s'accorde pas avec le temps psychique à l'œuvre dans un véritable travail de deuil. L'un vient percuter l'autre. Il ne s'agit pas tant alors de faire le deuil d'un sein, mais plutôt de faire celui de l'histoire de ce sein dans ce qu'il représente comme trame du féminin au vif du sujet. Ce type de discours stéréotypé occulte le ressenti des patientes alors totalement déniées dans le regard qu'elles posent sur elles-mêmes. Et c'est méconnaître la dynamique des processus psychiques que de réduire le deuil à une formule toute faite, ne permettant plus alors l'expression à titre individuel de la perte.

Si la décision d'une mastectomie et reconstruction immédiate a provoqué cette consultation en chirurgie reconstructrice, ce sein-là reste néanmoins bien présent. Comment croire à ce qui va se faire alors que sous le vêtement frémit encore la chaleur d'une chair vivante ? Comment anticiper l'absence de ce sein alors que sa présence se rappelle en permanence ? Car dans ce moment précis, malgré toute la force que les mots peuvent parfois susciter, ils n'ont pas la puissance de la sensorialité. Autrement dit, penser et pouvoir se dire « on va me retirer le sein » n'est pas le vivre dans sa chair et dans ses sensations.

Heureusement, pourrait-on dire ! Sinon, la perte se dissoudrait dans les méandres d'un deuil uniforme où le sujet serait comme réduit à néant. Ce sein s'avouant dangereux et dont les jours sont comptés n'en reste pas moins un sein habité du vécu d'une femme qui se remémore le temps passé au cœur de cette douce alliance féminité-sein.

Céline, à quelques jours de son intervention : « La date approche. Il ne me reste plus que deux semaines. Après cette opération, le cancer ce sera une histoire terminée. Du passé. Ce sein qu'on va me retirer, c'est comme s'il n'était déjà plus là et encore là. Ça n'empêche que je le traite comme s'il faisait encore partie de mon corps. Je l'enduis de crème adoucissante. J'y dépose tous les matins des gouttes de parfum. Cela peut faire sourire mais j'ai besoin de le quitter en douceur même s'il me terrorise avec cette maladie. C'est ma façon à moi de lui dire au revoir. »

Est-il vraiment possible de se représenter avant l'heure la perte du sein, donc sa future absence ? Comme si on pouvait procéder à une prévention de la douleur psychique que l'ablation engendrera forcément. Comme si le processus de deuil pouvait ainsi être plus simple, plus rapide, donc plus « performant »… Mais cette vision du deuil ne prend aucunement en considération le temps propre à chaque femme. Assignée à un deuil standard, la patiente est évincée d'une rencontre avec elle-même et d'un savoir qu'elle seule détient sur le sens qu'elle donnera à sa blessure.

Le travail de deuil s'avère une traversée douloureuse en solitaire. Il peut être vécu comme une injustice de plus, un combat de trop dans cette lutte face au cancer. De plus, si cela est dit sous forme d'un ordre extérieur, cela renforce la culpabilité. La personne se sent entraînée dans les méandres d'un parcours intérieur qui la déroute d'autant plus qu'on lui renvoie qu'elle n'emprunte pas le bon chemin.

Des émotions incontrôlables

La souffrance physique, les traitements à peine achevés et le mal-être se dévoilent. Certaines émotions remontent à la surface en écho à d'autres qu'on pensait à jamais oubliées ou encore égarées dans un passé lointain. Ce deuil du présent réactive des déchirures accumulées au cours du temps, construisant le roman personnel de chacune. Les blessures du passé, quelles qu'elles soient, sont à vif !

Tissé au fil de ce lien invisible des cicatrices de l'âme, il en nourrit la trame unique. L'aura de ce deuil entre en résonance avec d'autres pertes restées muettes jusqu'à ce jour et constitue la matière première de ce fastidieux travail de deuil, incontournable, réitéré à chaque perte. Une confusion d'émotions lie un présent insoutenable à ce passé déterré alors que l'on s'y était si peu attardé. Rattrapée par ce qui a fait rupture dans sa vie sans pour autant faire sens, la patiente est happée par un mouvement dépressif qui, tel un effet de boomerang, la déconcerte.

> « Je suis si fatiguée. Ce cancer, j'ai cru que je n'allais jamais m'en sortir. J'ai eu tellement peur. La mastectomie, oui c'est horrible mais quand j'y pense, je me dis que la mort, c'est plus horrible encore. Et puis j'ai pu faire une reconstruction immédiate. Ça m'a permis de ne pas trop flancher. Malgré tout, je sens bien que ce n'est pas fini. Je cherche à me reconstruire psychologiquement et ce n'est pas facile. Quand j'essaie de dire autour de moi que je ne me sens pas vraiment bien, même si le plus dur est passé, on me répond toujours la même chose : "Avec le temps, tu vas faire le deuil." Ou alors on m'évite. J'ai le sentiment d'encombrer les autres avec mes histoires de malade, de sein. Et si c'était cela, le deuil ? Parler et encore parler de ce qui

m'est arrivé parce que justement, aujourd'hui cela n'existe plus ? Mais pour moi, c'est encore tellement là ! »

En ce sens, le deuil ne peut s'assujettir à aucun protocole, à l'encontre même de sa quintessence. Un deuil protocolaire serait assimilable à un hors sujet occultant les mots de chaque femme pour faire une traduction anonyme de ce qui est pourtant son cancer du sein. Il s'agit alors de se donner le temps, de part et d'autre, de croire à ce savoir inconscient propre à la patiente, savoir inconscient qui détient sans nul doute l'interprétation de cette épreuve. Y croire et, surtout, le laisser émerger.

En quête de sa vérité, la dynamique du deuil, se révèle un chemin unique et seul connu de la patiente dans ses répercussions sur son être et sa vie. Une parole singulière naîtra de cette séparation ultime avec le sein, un objet non plus vide de sens mais bien au contraire chargé d'un nouvel éclairage de son histoire de femme, souscrivant ainsi à son intégration au cœur du psychisme.

« Il y a quelques années, j'ai perdu mon fils unique dans un accident de la route. J'ai perdu la chair de ma chair. L'amputation de mon sein m'a renvoyée à cela. Je n'avais jamais pu en parler avant. Je suis amputée de mon enfant et c'est le sens que j'ai voulu donner à ce cancer du sein. Le deuil de mon sein et de mon fils vont ensemble. C'est étrange mais l'un et l'autre sont liés. Je ne peux pas vous expliquer pourquoi mais c'est comme cela que je le ressens. Peu de gens m'ont comprise mais, quand mon fils est mort j'ai essayé le plus rapidement possible de reprendre le dessus. Pour rien au monde je ne voulais me laisser aller. J'avais l'impression que si je lâchais la vie, j'allais mourir avec lui. Le cancer m'a amputée d'une partie de mon corps mais il y a bien longtemps que j'avais déjà perdu une partie de mon âme. Je verse aujourd'hui les larmes que j'ai contenues depuis tant d'années. Elles étaient là, au fond de moi, à m'attendre. J'ai tellement besoin de pleurer. »

Le travail de deuil, inlassablement, façonne la douleur morale lorsqu'il peut s'ébaucher psychiquement. Jour après jour, une reconstruction devient possible, au-delà de la perte.

Des mots sur la perte

En effet, l'amputation du sein inscrit dans le psychisme une empreinte : celle de son vide. Cette inscription, pour ne pas devenir béance, demanderait à être parlée et interprétée pour tenter de recouvrir ce sein d'une sépulture de mots.

De simples mots, dirait-on ! Comment croire qu'ils puissent aider à contenir une telle souffrance ? On peut le croire parce qu'on y est prêt. Le pari semble incroyable et, pourtant, cette parole initiée dans la chair créera une autre forme de présence du sein manquant. Le contenu et la teneur de nombreuses de nos consultations nous ont montré que la réalité crue rattrape les patientes en permanence. Cela transparaît dans leur discours porteur de cette entaille dans le féminin. Le deuil du sein recouvre tant d'aspects qu'il submerge la femme ébranlée par une réalité à laquelle elle n'était pas préparée et dont, de toute manière, il serait impossible de se protéger en amont. Le deuil est malheureusement à vivre.

Le vivre, ce sera prendre la mesure des renoncements nécessaires, de la difficile réalité qui vient percuter le sentiment idéal d'être ou d'avoir été à l'abri de tout, de la maladie certes, mais également du chagrin, de l'abandon, des accidents de la vie, etc. C'est ce travail autour du langage et de ses souterrains confrontant les patientes à des souffrances insoupçonnées qui leur permettra d'accepter la douleur de cette réalité qui s'impose. Qu'est-ce que faire le deuil sinon accepter l'inacceptable ?

Ainsi, chaque femme sur le chemin de l'élaboration de cette perte sera traversée par cette ambivalence : elle s'y perdra et, simultanément, s'y re-trouvera. La question n'est pas tant de faire un deuil en tous points conforme à celui d'une autre, mais plutôt le laisser se vivre. Formater le processus de deuil serait spolier la patiente de sa liberté de parole sur son expérience intime au risque que cela soit vécu comme une marche à suivre alors qu'il est déjà pour elle si difficile de tenir debout.

Qu'ai-je perdu ?

D'un point de vue clinique, nous pensons que, derrière la diversité de ces questions s'en cache une autre, fondamentale au cœur de ce douloureux cheminement psychique : « Qu'ai-je perdu avec la perte de ce sein ? »

Le travail de deuil vise à pouvoir comprendre et interpréter ce que chaque femme a perdu d'elle-même avec ce sein. Son intensité se mesurera en rapport de l'investissement que chacune a tissé avec cet emblème de la féminité. Et c'est bien dans la nature singulière de cet investissement qu'il ne peut, nous ne le répéterons jamais assez, y avoir de protocole de deuil. Il y a la souffrance psychique d'un être qui prend un certain chemin pour tenter au-delà de l'absence, de survivre à la perte. Car, il s'agit bien de faire avec ! Ou pourrait-on dire sans ?

Dans les suites de l'intervention s'amorce un processus de deuil qui mérite toute notre attention et que l'on pourrait comprendre ainsi : la perte subie sur le plan narcissique plonge le sujet dans une crise où l'irréparable réapparaît à la lueur de chaque regard que la patiente adresse à son sein reconstruit. Véritable chute libre, ce mouvement revêt une palette d'émotions dont elle est envahie : colère, révolte, hyperactivité, tristesse, hypersensibilité. Et tant d'autres encore !

La patiente ne comprend pas ce qui lui tombe dessus et, qui plus est, la laisse épuisée d'avoir à se battre contre elle-même alors qu'elle a déjà perdu tant d'énergie à se battre contre ce cancer du sein.

Son regard croise la cicatrice de l'infâme maladie et la patiente est saisie d'un sentiment étrange qui ne la lâche pas. C'est comme si le semblant de sécurité qu'elle vient juste de récupérer s'effritait sous des peurs persistantes qu'elle ne s'explique pas, puisqu'on lui assure que le pire est derrière elle.

Un traumatisme sans fin ?

Comment croire que le traumatisme puisse poursuivre son œuvre de dévastation malgré la fin de la maladie ! Les premiers contrôles vont arriver. Si le corps est guéri, l'esprit reste figé à certaines images répétitives du trauma qui n'a de cesse de s'imposer. Cela donne lieu à une humeur changeante se déclinant au gré d'un vécu intérieur qui ne maîtrise plus rien. Des troubles de l'humeur, dit-on, termes qui sonnent comme un euphémisme et tellement culpabilisant ! Un bouleversement accumulé de tout ce qui a été subi depuis l'annonce diagnostique pour finir par cet acte mutilant. C'est pourquoi ce deuil est à entendre doublement : le deuil de la maladie et un féminin en deuil.

Après l'intervention, les retrouvailles avec soi-même s'égarent dans une absence de repères d'un corps qui semble, sous le coup du scalpel, ne plus vous appartenir vraiment. Comment se réparer dans son regard lorsque l'intimité découvre une féminité inconnue ? Plus exactement, une féminité non encore reconnue.

Tout le travail de deuil va effectivement consister à pouvoir passer de l'inconnu à cette reconnaissance d'un territoire de la féminité à explorer et à investir. La femme outragée par la maladie se regarde et se regarde encore. Pas à pas, le sein se verra apprivoisé. Encore faut-il se donner le temps de l'intégration de cette version remaniée du féminin.

Pour l'heure, les premiers temps du deuil se figent dans la prise de conscience de l'ablation : le sein perdu envahit la pensée, se transformant parfois pour certaines patientes en obsession.

> « Ma reconstruction est réussie et j'en suis vraiment contente mais je ne peux m'empêcher de me comparer aux vraies femmes. Voyez ce que je suis en train de vous dire comme si moi je n'en étais pas une ! Il y a quelque chose en moi d'insatisfait et je ne sais pas quoi. C'est quand je m'arrête sur des pages de magazines et que je regarde avec envie, il faut bien le dire, ces poitrines moulées dans des soutiens-gorge en dentelle. Je me rends bien compte à quel point je suis restée fixée sur mon sein. Je me prends à rêver mes seins comme des seins qui n'ont jamais été les miens ! Même avant la mastectomie ! Je n'y comprends plus rien et je me trouve grotesque. J'avais pourtant le sentiment d'avoir plutôt bien accepté cette ablation et, en même temps, je me sens de plus en plus accrochée à un idéal de sein que je n'ai jamais eu et que je n'aurai évidemment jamais. »

Pour comprendre cela, il est sans doute nécessaire de savoir que l'absence du sein maternel se trouve au cœur de notre structuration. Cette perte a déjà existé dans le passé et la collusion avec le traumatisme de la mastectomie réveillera inconsciemment certains moments douloureux de la toute petite enfance de la patiente.

Régression au sein de l'enfance

L'enfant a quitté, bien malgré lui, le sein maternel lors du sevrage. En amont de cette période, dès les premiers mois, lorsque ses cris de bébé ne faisaient pas couler le breuvage magique calmant la faim et l'angoisse, il a appris à se passer de l'objet désiré, avec l'aide d'un outil fort utile : la pensée. Ce subterfuge psychique lui apporte une aide inattendue. Le tout-petit rêve le sein absent, il l'hallucine et cela lui donne la force de l'attendre. Cette douce croyance apaise alors le douloureux manque du sein qui n'est pas réglé sur sa demande incessante de téter.

Le monde du nouveau-né se nourrit d'un univers magique où la mère, alors confondue avec le sein nourricier, se doit de répondre dans l'immédiat à ses besoins vitaux. Quand la réalité ne satisfait pas les exigences du nouveau-né, l'enfant trouve une autosatisfaction dans l'hallucination de ce sein absent qu'il va, par ce tour de passe-passe psychique, rendre présent. Il peut ainsi revivre sans inquiétude ces moments de plaisir que la tétée du sein lui procurait. Le tout-petit fait comme si !

Cette exploration de la frustration causée par la perte du sein et de la réponse que l'enfant lui apporte, en le créant à l'intérieur de lui comme s'il n'avait jamais disparu, origine la capacité de l'adulte à faire le deuil. La constance de l'objet répond à son absence et s'enracine en soi, permettant alors que le vide soit acceptable. Autrement dit, le sein maternel est perdu dans le réel et néanmoins perdure dans la psyché. Cette prise de conscience constitue, lorsqu'on y accède, une ressource extrêmement précieuse bien qu'elle soit assortie d'émotions très violentes : rage, colère, mésestime de soi, honte. Le parcours de reconstruction en sera donc parsemé, et les patientes vont avoir à se débattre avec elle.

Si brutal et terrible qu'apparaisse ce moment dépressif, il n'en reste pas moins inévitable, voire indispensable à traverser, et mène sans aucun doute à la reconstruction psychique en lien avec la reconstruction mammaire. On a beau se le dire ou l'entendre autour de soi, il demeure que certaines de ces émotions sont très déconcertantes !

La honte de son corps

Personne ne le sait. Tout le monde n'y voit que du feu mais certaines patientes se sentent accablées par la honte. Honte d'être des femmes reconstruites. Elles vivent cette reconstruction mammaire comme une annulation transitoire d'elles-mêmes en tant que femmes. Le terme même de reconstruction semble léser leur féminité. Le sein-cicatrice est vécu comme une défiguration du corps et ce sein défiguré devient la cible d'un mal-être qui se trouve représenter l'impasse du féminin.

> Anne nous a confié combien ce fut difficile pour elle : « Qui peut deviner ce que je cache sous mon vêtement ? Une sorte de masse informe qui n'a de sein que le nom ! Je vis un tremblement de terre à l'intérieur de moi. Je passe par toutes sortes de sentiments : colère, tristesse, résignation. Je ne sais plus quoi faire. Je n'arrive pas à me retrouver dans mon corps. Je n'arrive pas à croire qu'avec le temps je vais retrouver du plaisir avec ce corps. C'est comme s'il n'était plus à moi. »

Le sentiment d'un féminin anéanti par la maladie alimente le refus de cette vision d'un corps transformé. S'instaure alors un état de méfiance, de désalliance avec la zone opérée, en l'occurrence le sein reconstruit, exclu du féminin dans son impossible traduction psychique. Un regard consterné de la femme sur ce corps impose de s'en détourner. Une perte d'identité se dessine aux contours d'un féminin qui ne se sent plus digne d'inspirer le désir. La femme se vit alors amoindrie dans sa séduction et réduite dans la sensualité de son corps.

Sophie nous l'a exprimé ainsi : « Ce faux sein, des soirs, j'ai envie de l'arracher. Je suis en colère contre lui et j'en ai honte. Ce sein me rappelle à chaque fois que j'ai eu un cancer et ce que j'ai dû traverser pour être là aujourd'hui. Le cancer est guéri mais il y a des jours où c'est trop lourd. Qui va me faire croire que je vais pouvoir m'aimer avec ce sein ! Et, en même temps, je m'en veux de penser des choses comme ça. J'ai la chance d'être guérie et je ne vois pas de quoi je me plains. Quand j'étais malade, je me foutais de tout. Guérir, c'était l'objectif à atteindre, mais maintenant j'ai envie de me sentir bien avec moi-même et de retrouver ma séduction. J'ai peur de ne jamais y arriver, mais ce n'est pas pour autant que j'ai envie d'y renoncer. »

L'après-cancer peut se penser et se vivre à condition que les femmes puissent se saisir de la violence qu'elles ont traversée et affronter l'errance dans laquelle le deuil les a projetées, laissant émerger des sensations certes négatives mais paradoxalement positives dans l'après-coup.

D'ailleurs, il faut bien en parler de l'après-cancer du sein. Un après dont chaque patiente, en son for intérieur, au cœur de la maladie, a douté. Quelle femme ne s'est pas demandé si elle aurait droit à cet après ? Et comment oublier celles qui n'ont pas cette chance : plus de 11 000 décès par an.

« Je me sens comme une survivante. Il y a celles qui y sont restées et moi j'ai eu la chance de m'en sortir. Mon cancer a été pris à temps. Je pense à elles, celles que je ne connais pas, et pourtant on a subi la même chose. Certaines le subissent encore, elles n'ont pas fini les traitements, d'autres viennent juste d'apprendre qu'elles ont un cancer du sein. Moi, toutes ces étapes sont derrière moi mais je n'oublie rien et, surtout, je ne veux pas oublier les autres femmes. »

Le temps de l'après

Guérie et pourtant ! Le danger cancer est derrière soi mais rien ne s'arrête comme si la psyché n'en avait pas été informée. La mémoire relance, sans répit, ce parcours traumatique de la maladie. Elle se réveille au détour d'une ruelle lorsque surgit la devanture d'un laboratoire d'analyses affichant en larges lettres blanches « Mammographies ». Comment oublier le regard de suspicion du radiologue se figeant sur cette si petite tache blanche ? Quelques millimètres de foyer tumoral pour en arriver là. Ablation du sein. Qui l'aurait cru ? Certaines images défilent au rythme accéléré d'un film pourtant connu mais en langue étrangère et sans sous-titres. L'annonce diagnostique, la détresse, la perte.

Entre ces deux temporalités de l'avant et de l'après, se trace une ligne de fracture ayant provoqué ce bouleversement radical dont l'impact a fait traumatisme pour la patiente. L'endeuillée revisite, inlassablement, l'événement qui a fait basculer sa vie de femme d'un jour à l'autre. Comment croire que cette souffrance morale va se taire alors qu'elle se rappelle à soi sous n'importe quel prétexte ? Ces bouffées de tristesse qu'on espérait voir disparaître avec la fin de la maladie sont autant d'appels de la psyché pour se faire entendre. L'après-coup. L'après-cancer se nourrit de cette évocation persistante de ce qui a fait douleur dans le corps et le psychisme.

Oublier et oublier encore devrait être le maître mot et là, se ravive, à l'insu de la patiente, la mémoire indélébile du trauma. Cela se heurte, comme un oiseau contre une vitre, à l'injonction du deuil qui serait à vivre immédiatement dans l'après. Sous le diktat d'un deuil lié à l'urgence s'occulte ce temps de nostalgie du sein perdu. Faire le deuil n'est pas synonyme d'oubli, encore moins de déni de ce qui s'est perdu mais, bien au contraire, la reconnaissance de cette perte en acceptant de ne pas réprimer ses affects afin de s'en détacher progressivement.

Ainsi le processus de deuil sera jonché de dates anniversaires comme le jour de l'annonce du cancer, le jour de la mastectomie. Le temps d'aujourd'hui devient, en une fraction de secondes, le temps d'hier par un plongeon involontaire dans l'eau des souvenirs pénibles. Des allers-retours dans le temps, sans aucun ordre établi, vont générer ces régressions au cœur d'une mémoire douloureuse comme pour la nettoyer de ses turbulences psychiques.

> « Je marche dans la rue, il pleut et je m'en fous, je souris comme une idiote et tous les gens que je croise doivent s'imaginer que je vais à un rendez-vous amoureux. Non, ai-je envie de leur crier. Je me balade et je sais aussi que l'année dernière, j'étais sur un lit d'hôpital en train d'attendre le chariot du brancardier pour me conduire au bloc. J'avais si peur. Je n'oublierais jamais cette peur mais aujourd'hui, je suis vivante et cette peur n'existe plus ! »

Un sentiment de survivance

Cette période de deuil s'associe souvent au sentiment d'y avoir réchappé. Un sentiment de survivance. Et pourtant, si le cancer est derrière soi, l'après se révèle une étape pas si simple.

« L'après, on n'y est pas préparé. On n'ose pas le dire mais c'est encore un moment difficile à passer. Les traitements terminés, on se sent perdue. L'après n'a rien à voir avec ce qu'on avait imaginé, c'est un terrible sentiment de vide qu'on ne s'explique pas. On n'ose pas se plaindre tellement on se sent coupable. Puisque justement on a la chance de vivre l'après. Tout remonte à la surface. Pendant, il fallait se battre. L'action était au premier plan. Après, on se sent lâchée. C'est fini pour tout le monde. Sauf pour moi ! Oui, c'est vrai, la maladie est derrière soi mais il faut digérer toutes les angoisses et peurs qu'on a vécues. Et cela demande du temps. Le temps de réapprendre à vivre. »

Un sentiment de survivance inspire effectivement ces premiers instants de liberté, néanmoins se profile le spectre de l'absent. Le sein fantôme, l'objet perdu, ne l'entend pas ainsi. Une partie de soi-même peut difficilement croire à cette réalité paisible où ne se chevauchent plus les examens, les rendez-vous avec les médecins, les interminables attentes des résultats d'analyses. Le psychisme reste collé à cette réalité traumatisante sans pouvoir envisager un avenir bienveillant. Penser le futur, c'est investir des projets, des désirs et renouer avec un possible. Cela demande un réinvestissement de la vie, du corps et du désir. Le soulagement de se savoir hors de portée de la menace du cancer n'apporte pas, dans les premiers temps du deuil, la joie tant attendue. Une tristesse indécente s'empare de soi qu'on n'ose à peine s'avouer. La culpabilité sur son versant persécuteur s'acharne à traquer toute émotion négative. Le silence qu'on voudrait imposer à ces pensées coupables serait comme le tribut légitime de l'après. Les femmes sont confrontées à un curieux paradoxe : le travail du deuil en soi convoque des pensées noires et désespérées tout en les invitant à être travaillées psychiquement afin de s'en libérer. Tout en même temps, ce travail est semé d'embûches par un sentiment de culpabilité lié au fait de se plaindre alors que tout est terminé ! Nous retrouvons ici la problématique du temps psychique qui ne peut en aucun cas coïncider avec le temps réel.

Le danger serait alors cette limite fragile entre un état dépressif transitoire dû à l'état même de la traversée du deuil et une dépression qui pourrait s'installer dans un deuil sans fin. Figer l'inacceptable du sein reconstruit dans l'identité de la femme d'avant, le temps d'avant, révolu à jamais. Il ne s'agit plus là de redécouvrir sa féminité mais bien de l'abandonner en tant que dépouille à la maladie. La patiente désinvestit ce sein offensé d'une meurtrissure maculée de honte, la honte d'un féminin censuré. Se sentant expulsée d'un corps en faute, on pourrait dire que leur féminité s'est comme perdue avec la perte du sein. C'est là où le deuil peut devenir pathologique.

Le retentissement de la maladie sur le psychisme a généré un remaniement intense et si l'après signe, certes, la vie, il dégage aussi une étape de transition filtrant, goutte-à-goutte, le vécu douloureux de cette ascension vers la guérison.

> « Aujourd'hui, rien ne va, je me sens vide, j'ai le cafard et il faut encore se montrer forte devant les autres alors que je n'ai qu'une envie : Craquer. En plus, j'ai honte d'être si mal. Mais c'est plus fort que moi et même si je m'en veux, rien ne me console. »

La psyché en deuil fait peu de cas d'un réel qui n'est pas encore intégré. La sensation interne de vide est en miroir de celui causé par l'ablation du sein, malgré la reconstruction, qui dans la réalité extérieure montre à l'inverse un sein presque trop plein. Le travail de deuil permettra que la femme se dés-identifie à ce vide provoqué en elle par la perte du sein. Autrement dit, sa féminité, fortement blessée, doit en quelque sorte passer par ce miroir brisé afin de restaurer l'estime de soi en tant que femme.

Un regard en berne

La cicatrisation des chairs et son infinie lenteur vont souvent de pair avec le temps du deuil. Pour une fois, l'effraction du corps biologique résonne avec celle du corps psychique dans cette tourmente émotionnelle. Gommer l'ineffable trace de la béance a été l'enjeu de la reconstruction mammaire mais le regard intérieur ne peut se jouer de ce leurre. S'appuyer sur une unique réalité extérieure ouvre la brèche à des sous-entendus sur ce qui pourrait être constitutif d'un deuil meilleur si... Un discours circule dans l'intimité des consultations médicales sur le fait qu'une intervention en deux temps permettrait aux femmes de mieux vivre leur deuil dans l'après. Ce parti pris repose sans doute sur le fait qu'après le vide affiché de la mastectomie, alors le sein reconstruit suffirait à pleinement satisfaire la patiente dans son appréhension du féminin. Elle est assortie à une autre, communément défendue par quelques médecins : le temps cicatriciel du vide améliorerait, comme par miracle, la qualité de l'après.

Mais n'est-ce pas une manière d'assimiler deuil et protocole chirurgical, raccourci qui occulte la réalité psychique du sujet ainsi que son ressenti ? Cette idée s'étaye sur le statut de celui qui les énonce alors qu'il appartiendrait à chacune de répondre à cette question intime qui ne regarde qu'elle. Cependant, comment ne pas souligner le danger d'un tel *a priori* autour d'une logique de deuil qui occulterait le sujet en pensant à sa place.

Nous nous sommes également interrogées sur le clivage suivant, si souvent exprimé par les femmes au sujet de la perte de leur sein, et qui se révèle, selon nous, une impasse du processus de deuil.

Femme d'avant, femme d'après

Ce clivage communément évoqué par les patientes elles-mêmes accompagne nécessairement l'intégration de l'insoutenable réalité du trauma. Opposer aussi radicalement un avant et un après constitue un piège dont certaines femmes auront du mal à s'extirper si elles s'y trouvent figées. Si la définition propre du moment traumatique admet assurément un avant et un après, dans le travail de deuil, rapidement cette rupture ne s'avère plus pertinente. Intégrer le trauma n'est pas synonyme d'un travail inhérent au deuil. Ce sont deux choses distinctes. Se perdre dans cette confusion risque d'empêcher le sujet féminin d'émerger de cette nostalgie de l'avant.

C'est en tout cas la position thérapeutique que nous souhaitons défendre ici. Oui, notre vie est bel et bien truffée de ces failles, de ces deuils et de tous ces coups durs dont on pense ne jamais se remettre. Mais c'est précisément la configuration de ces fractures qui vient construire la spécificité du sujet, la force de son narcissisme et le caractère unique de sa créativité face à la vie et à ses déboires. La personnalité est ainsi faite d'une matière si fragile, que la mosaïque des fêlures qu'elle contient en dessine une architecture subtile et unique. Cela contribue paradoxalement à en construire sa singularité et sa beauté. L'histoire de tout sujet est traversée de difficultés amenant gains et pertes, tissant un parcours accidenté et singulier. À l'inverse d'inscrire ces ruptures dans la faille de traumatismes successifs, un travail de deuil les intègre à un continuum de vie, de pensée et ouvre un espace d'une autre nature. Vue ainsi, l'élaboration du deuil comme de tout autre traumatisme peut-être perçue comme source de créativité psychique. Et lorsque le travail psychique est opérant, les processus de deuil feront éclore des défenses s'avérant des ressorts insoupçonnés. Mettre des mots là où le sens s'est égaré permettra une réappropriation de la perte. De ce fait, la rupture s'inscrira alors du côté de la vie et de sa continuité.

Le travail de deuil représente donc une véritable lutte avec l'épreuve qu'impose la réalité mais, face à l'inacceptable de toute perte, il laissera, nous l'espérons, surgir un inattendu qu'aucune femme ne pouvait soupçonner, faisant éclore un terreau de ressources inouïes.

En effet, le travail de deuil donnera à cet événement de vie une texture, une profondeur, un sens intime. Le regard sur soi pacifié s'ouvrira à la tendresse d'un autre regard sur ce corps de femme marqué par l'imprévisible de la vie. Dans l'ébauche de celui-ci, plus clément, le sein reconstruit commence enfin à être investi, à exister, à naître. Le travail de deuil a fait son œuvre. Le temps permet de parler de tout ça au passé. On ose s'aventurer dans d'autres expériences de vie : une histoire d'amour, un voyage, un projet professionnel.

Le corps, à l'aube de ce regard qui signe la vie, renoue avec l'amour de soi. La patiente intègre une image de plus dans le miroir de sa féminité. Elle vient s'ajouter au même titre que les autres représentations depuis qu'elle est née. Si la traversée du deuil laisse des traces irréversibles, elle nourrit cette capacité de l'être humain à survivre psychiquement aux violences subies. Face au traumatisme et aux limites qu'il nous inflige, le travail de deuil renforce l'adaptation de l'être humain se sachant irrévocablement condamné à la perte, à la dégradation physique et à la mort. La capacité de faire son deuil se conçoit alors comme cette capacité d'être libre au cœur de l'impuissance, d'accéder à ce savoir universel et si fondamental pour penser la condition humaine.

Le travail de deuil s'achève quand l'objet perdu, en l'occurrence le sein, est désinvesti en majeure partie. Ce désinvestissement laisse place à d'autres mouvements psychiques, libérant ainsi une énergie qui circule de nouveau librement. Le sein reconstruit peut enfin naître à la vie psychique, autrement dit exister pour la femme non pas seulement comme une prothèse de sein mais en étant réinvesti dans la continuité de son histoire de femme.

> « J'ai tellement galéré avec ce cancer du sein. Mes amis cherchaient à me booster : "Va de l'avant !" Je n'avais qu'une envie : les fuir. Je me suis beaucoup isolée, j'ai même eu peur de faire une dépression. La reconstruction, j'ai pu la faire en même temps que l'ablation mais ce n'est pas pour autant que je me sentais reconstruite. J'ai pris la décision de me faire aider, de consulter un psychologue. Un inconnu, à qui je pourrais livrer toute cette souffrance sans contrôler mes mots et mes pensées pour ne pas choquer. J'en avais tellement marre de faire semblant d'être bien. Cela m'a beaucoup soutenue. Cette liberté de parole avec moi-même, je me la suis donnée. Un jour, je me suis levée et je me suis sentie légère, j'avais oublié que cela pouvait exister. J'ai pris un bain et j'ai joué avec la mousse en faisant des petits dessins sur mes seins comme lorsque j'étais jeune fille. Cela m'a ému, j'étais la même en train de barboter dans l'eau en m'imaginant de belles histoires. C'est à ce moment-là que j'ai eu le sentiment de voir mon sein pour la première fois. »

La cicatrisation psychique

Le processus de cicatrisation peut se définir comme ce moment où s'imprime sur le corps une trace de la blessure ou de l'amputation. Cette trace montre combien cette partie se noue au vivant pour faire un jusqu'à se confondre avec lui dans son intégrité. De ce fait, le sein reconstruit, niché au cœur de l'habitacle du corps vivant, est embrassé par l'enveloppe corporelle et organique.

Nos prises en charge thérapeutiques laissent entrevoir que le processus de cicatrisation peut s'appliquer sur le plan psychique selon les mêmes termes. Le travail de deuil serait cette rencontre entre le mortifère et le vivant, entre ce qui a été perdu mais aussi ce qui est né de cette perte. Cette incessante dualité, destruction et construction, donne une version unique d'une histoire de femme rédigée à l'encre de sa chair. Une féminité réanimée dans cette ablation-reconstruction ou encore une présence au cœur de l'absence.

> « Je ne doute plus de moi quand je me vois dans une glace, je commence à aimer cette femme et je pourrais même dire qu'elle pourrait me séduire. J'ai compris que je devais avoir beaucoup de patience avec moi-même. Je ne force rien et depuis je me sens beaucoup mieux parce que j'accepte de ne pas être tout le temps la même. »

La cicatrice tatouée à même la peau contenant le sein de substitution reflète en permanence l'agression du corps. Le deuil a enseigné jour après jour le lourd apprentissage de la perte. La femme sait dans son intimité la plus profonde le prix psychique qu'elle a dû payer pour conserver la vie au détriment de cet attribut du féminin. Mais elle sait aussi combien cette cicatrice de vie sur son corps signe une autre page de sa féminité qui ne s'arrête pas là.

C'est par le biais de cette métaphore, la cicatrisation psychique, que la femme de l'avant pourra se confondre avec celle de l'après. Le sens intime de cette perte a noué entre elles un lien qui se déprend du traumatisme. La cicatrisation psychique permet alors que le passé se conjugue avec le présent. Le regard de la patiente ancré dans cette continuité gomme ce clivage apparu au sein de son féminin, et il ne reste plus alors qu'une femme.

Mais au fait, qu'est-ce qu'une femme et comment peut-on définir la féminité en général ?

À travers cette thématique de la reconstruction mammaire, nous en revenons ainsi à la question centrale de ce livre : la féminité peut-elle faire fi d'un sein ? À ce titre, les femmes qui restent des amazones, telles que les surnomment les initiées, ont sans aucun doute quelques secrets à nous enseigner.

5

Le regard de l'amazone

Et celles qui osent choisir à long terme la non-reconstruction, qu'en est-il de leur sentiment de féminité ? Quel regard portent-elles sur elles-mêmes ? Qu'est-ce qui a déterminé leur choix et sur quels ressorts s'appuient-elles, à défaut ici du sein ? Et, si le sein n'est plus essentiel pour se situer dans le corps féminin, où réside alors pour elles la féminité ?

Ce livre s'est jusqu'ici attaché à saisir les répercussions psychiques de la mastectomie dans un contexte de reconstruction immédiate. Il défend l'idée que ce n'est pas pour autant que la perte n'est pas éprouvée et que le deuil ne demande pas à être reconnu, élaboré. Chaque femme, reconstruite ou non, fait l'expérience de ce vide en soi et éprouve combien l'amputation d'un sein met à l'épreuve sa féminité. Entendre ces amazones, c'est entendre un autre versant de ce cancer au féminin.

Sylvie témoigne : « Quand on m'a annoncé l'ablation, j'ai cru que c'en était fini de mon corps de femme. La chimio ne laisse pas vraiment le choix. La reconstruction immédiate, ça n'était pas possible pour moi. Il fallait déjà finir les traitements. J'étais effondrée mais, à l'idée d'y laisser ma peau, la question de ma féminité est passée au second plan. C'est quand toute cette galère a été terminée qu'elle s'est posée de nouveau à moi avec insistance. J'avais tellement rêvé ce moment-là. Je décomptais les jours, le nombre des séances. Mais curieusement, quand il est arrivé, j'ai choisi de ne pas faire de reconstruction. Je me suis demandé : pourquoi ? J'ai longuement réfléchi à ce pourquoi. Pour moi, il ne s'agit que de réparation et pas de miracle. Je parle de ma seule expérience. J'ai été amputée d'une partie de moi-même et j'ai cherché à apprivoiser ce corps féminin différent. Je ne sais pas comment vous dire, mais pour moi, la reconstruction à faire était essentiellement psychologique. Vous savez, un cancer du sein, c'est un vrai tremblement de terre dans la vie d'une femme ! La chirurgie pouvait certes m'aider, mais en aucun cas être la solution à ma douleur d'avoir perdu un sein et d'avoir frôlé la mort. J'ai eu envie d'explorer ce corps comme mon corps de femme, et pas juste une forme de corps féminin. Je ne dis pas que je ne ferai jamais de reconstruction dans l'avenir. Je n'en ai aucune idée. Je sais juste que pour l'instant ce n'est pas ma solution. Je me sens bien comme ça et c'est ce que je respecte avant tout. Je n'ai pas envie d'appliquer des solutions toutes faites comme j'entends ici et là. Les "il faudrait que...", "vous devriez songer à...", "ce serait mieux pour vous que...". J'ai juste besoin de me retrouver avec moi-même. C'est ma liberté dans cette épreuve. Oui, j'ai perdu un sein mais j'ai gagné la vie. »

Au début, le non-choix

Le choix de la non-reconstruction, motivé par de nombreuses raisons, reste propre à chaque femme et en résonance avec son histoire intime, au même titre que le choix de reconstruction. Force est de constater que les arguments déployés quant à ce choix vont précisément dans le même sens que le propos soutenu dans cet ouvrage : la perte du sein, par l'effraction physique qu'elle génère, ouvre une brèche dans le psychisme des femmes, attaquant leur sentiment de féminité. Qu'elle qu'en soit l'issue, il y a l'image féminine à reconstruire, un rapport à son corps de sujet, son corps de femme.

Aussi paradoxal que cela puisse paraître, ce choix de ne pas se faire reconstruire, pourtant lourd de conséquences en termes plastiques et esthétiques, peut être envisagé justement comme une manière de répondre à la problématique de la perte, du manque et à celle de la féminité entravée par la maladie. Il nous permet d'explorer cette question de la féminité et de ce qui peut en garantir sa continuité alors même que le cancer du sein vient profondément la mettre à mal.

Pour mieux comprendre ce qui se joue pour les amazones, il est d'abord utile de se replacer dans les premiers temps de la non-reconstruction qui s'impose plus qu'elle ne se décide réellement. Cette nécessité médicale ne va jamais de soi et, surtout, elle dépend du protocole de soins qui barre la route à la reconstruction immédiate. Ce choix, qui au début n'en est pas un, vient toujours après l'épreuve du vide du sein. Comme la solution de la reconstruction immédiate ne peut être retenue pour elles, elles sont dans l'obligation d'affronter ce vide. Elles ne peuvent y échapper et y font face inéluctablement.

La violence des traitements ayant épuisé les ressources des patientes, celles-ci en sortent exsangues, fatiguées, incapables de mener ce qu'on leur dit être une ultime épreuve. À l'issue des traitements invasifs, la reconstruction leur apparaît donc comme un réel parcours du combattant, en plus de la lutte contre le foyer tumoral. Elles l'appréhendent souvent comme un combat de trop.

Les raisons invoquées

Elles s'appuient souvent sur des arguments qui font travailler leur rapport à la maladie et qui voient toute nouvelle intervention chirurgicale effectivement comme un geste de trop du côté du corps organique, un corps constitué de zones à traiter, de cellules à combattre. Cela se heurte à un épuisement avoué de la part de ces femmes qui, depuis de longs mois, ont mené une guerre sans répit pour sauver leur peau. Celui-ci se traduit par une forme de répulsion à l'idée même d'être touchée dans ses chairs ! Lors d'un cancer du sein, la focalisation sur l'organe sein amène à ce qu'il soit observé, analysé, touché et retouché un nombre incalculable de fois par tous les acteurs de la prise en charge médicale. S'ouvre une période hors acte invasif où cette zone du sein agressé peut enfin être réinvestie par des gestes sur le strict registre de l'intime.

L'épuisement vient encore d'un sentiment de ne plus avoir de forces, psychiques et physiques, pour affronter une nouvelle hospitalisation, une nouvelle anesthésie générale, les conséquences postopératoires, la douleur, la peur, et tout ce qui est assorti à la chirurgie.

Le cancer du sein de Sonia a été découvert à l'aube de ses cinquante ans. Elle a dû subir l'ablation de son sein droit, une lourde chimiothérapie appuyée d'une radiothérapie. Au terme de ce parcours, les médecins lui ont affirmé qu'elle entrait dans la phase de rémission et lui ont laissé entendre qu'elle pouvait, à ce moment-là, envisager une reconstruction mammaire dès qu'elle le désirait. On pourrait l'imaginer ravie de cette proposition, c'est pourtant un autre discours qu'elle tient lors d'une consultation : « C'est très étrange ce qui m'arrive actuellement, les traitements sont finis. C'était un moment que j'avais tellement attendu, je n'arrive même pas à y croire ! Mon quotidien a changé : plus besoin de calculer ma vie en fonction des dates de chimio, des séances de radio et de tout ce que ça veut dire dans les jours qui suivent. Plus d'effets secondaires, plus de nausées, c'en est fini de tout ça. Mais encore aujourd'hui, je me sens tellement épuisée, vidée. D'ailleurs, quand le chirurgien m'a parlé de reconstruction mammaire, je me suis sentie incapable d'affronter cette nouvelle épreuve. Un an après tout ça, même en imaginant que je pourrais retrouver ma silhouette de femme, comme ils disent, je ne suis pas convaincue. J'ai besoin de temps pour réfléchir à ce que cela veut dire pour moi se faire reconstruire. Je me sens tellement fracassée, en mille morceaux que je ne peux pour l'instant rien envisager de plus. Qu'on ne me demande plus rien, voilà ce qui m'importe ! »

Comment comprendre que certaines femmes n'hésitent pas à plonger dans le parcours opératoire de la reconstruction mammaire pour en obtenir les faveurs, alors que d'autres s'y refusent ?

Quitte à se répéter, se remettre dans la démarche d'une intervention, même pour la promesse d'un sein reconstruit, leur semble un revirement trop coûteux du côté du corps organique et plastique. Une reconstruction. Mais à quel prix ?

Le corps bricolé

Beaucoup d'entre elles invoquent tout d'abord la hantise d'une chirurgie extrêmement lourde, ajoutant une cicatrice non négligeable, et qui leur donnerait l'impression de basculer dans l'univers d'un corps bricolé.

Anne-Marie, après quelques années, confirme son choix de non-reconstruction : « Avant l'ablation de mon sein, il était évident pour moi de faire une reconstruction, je ne m'imaginais pas une seconde rester asymétrique. Quand je me suis sentie prête, je suis allée voir successivement deux chirurgiens qui m'ont tenu des propos radicalement différents. Leurs explications sur les greffes par lambeaux ne m'ont pas convaincue, je n'avais aucune envie de me retrouver avec d'autres cicatrices. Abîmer une autre partie de mon corps déjà bien assez ravagé comme ça était pour moi inimaginable. »

Leur discours dénonçant un corps bricolé et rafistolé vient faire obstacle à la démarche de réappropriation du leur qui semble, de prime abord, si particulière.

La même patiente poursuit: « Quand ils m'ont expliqué que le grand dorsal prélève un muscle du dos, laissant une cicatrice de vingt centimètres que je ne pourrai jamais cacher, ça m'a refroidie ! Et quand, encore après, j'ai compris qu'il fallait refaire le mamelon-téton en prélevant une partie du téton de l'autre sein et aussi en prenant un morceau de peau dans le pli de l'aine près des grandes lèvres de mon sexe. Je me suis sentie défaillir. Ma décision pour l'instant est celle-ci : je n'en veux pas ! Je n'ai plus envie de souffrir, ni dans mon corps ni dans ma vie. »

C'est peut-être la question qui sous-tend leurs interrogations diffuses : quelle version de corps peut naître de cet acte de chirurgie reconstructrice ? Et dans ce sens, le corps est-il une forme donnée, formatée ou est-il construit et pensé par celle qui l'habite ? Une ébauche de réponse émane des mots entendus chez certaines amazones : « Qui mieux que moi peut savoir quelle forme doit prendre mon corps pour être le plus féminin ? »

Une autre raison réside dans leurs interrogations autour des prélèvements par lambeaux. Même si les tissus sont prélevés du corps même de la femme, certaines évoquent leur doute et leur crainte d'avoir à se trouver confrontées à un corps autre. Si loin d'elles-mêmes qu'elles pourraient se sentir comme perdues dans ce corps méconnu.

Cette remarque nous fait comprendre combien il serait grave de ne considérer le corps-sujet que dans sa dimension organique. D'où l'importance d'une réflexion sur ce que ces modifications du corps à venir vont engendrer, en plus de l'impact de la mutilation ayant déjà largement altéré le sentiment de féminité. Ainsi, les amazones nous interpellent dans notre perception normative d'une image de la femme.

Le concept d'amazone, un terme bien choisi ?

Le terme d'amazone revêt un certain nombre de connotations qui ne sont pas sans nous interroger. Appliqué aux femmes qui ont subi une mastectomie sans reconstruction, il peut apparaître réducteur dans son acception féministe. Car, dans un premier temps, si l'on s'en réfère au mythe des Amazones, il apparaît que celui-ci véhicule la haine des hommes et le souhait d'un féminin contre nature.

Rappelons la légende : les Amazones, *a* privatif, « sans » et *mazos*, « sein », habitent sur les rives du Thermodon en Cappadoce, dans l'actuelle Turquie. Se revendiquant guerrières, elles tuent ou mutilent leurs enfants garçons pour ensuite les utiliser comme serviteurs et brûlent le sein droit des petites filles afin de faciliter la pratique du tir à l'arc. Pour perpétuer leur civilisation, on raconte qu'elles s'unissent une fois par an avec les hommes des peuplades voisines dont elles choisissent les plus beaux. Elles exercent ainsi une autorité sans faille sur les hommes et la communauté dans son ensemble. Elles sont décrites comme sans pudeur et combattant la Nature en voulant remettre les hommes sur la scène du quotidien tandis qu'elles conservent la noble tâche du combat. À travers ce mythe, le féminin est tout-puissant, valorisé car il s'appuie sur des valeurs attribuées culturellement au masculin.

Plus tard, dans la littérature de fiction des années 1970, un stéréotype de la guerrière amazone fut popularisé d'une autre manière. Le mythe des Amazones est revisité sur toile de fond de l'explosion du mouvement féministe de la civilisation occidentale. Mais cette fois sa participation aux rôles traditionnellement masculins ne l'empêche pas de rester très féminine et éminemment séductrice ! Ce glissement vers les attributs de la figure mythique ajoute une spécificité à l'amazone à l'opposé des rôles que la discrimination sexuelle aurait dévolu aux femmes dans le cadre du modèle social du patriarcat.

Entre la figure du surhomme et celle de la femme fatale, l'amazone prend donc une autre allure lorsqu'elle s'applique aux femmes ayant souffert d'une mastectomie sans reconstruction mammaire.

Qualifier celles-ci d'amazones peut donc, de prime abord, passer pour un combat féministe déplacé. Il n'y aurait ensuite qu'un pas pour ancrer ce discours dans le refus militant des attributs de la féminité, liquidant ainsi trop rapidement la question de la séduction pour le seul bénéfice d'un regard extérieur, masculin en particulier.

Une patiente s'en plaint et s'en méfie tout à la fois : « Quand j'ai dû imaginer que je vivrais avec un seul sein, j'ai réalisé que je serais classée dans cette étrange catégorie de femmes ayant subi une mastectomie et qu'on désignait sous le terme d'amazones. En y regardant de plus près, cet étiquetage m'a paru un vaste fourre-tout dans lequel je ne me retrouvais pas en tant qu'individu. »

Ce terme d'amazone s'assimile alors pour ces femmes hésitantes à une deuxième amputation. Comme exclues de la caste du féminin, elles se voient sanctionnées dans leur exploration de ressources psychiques pour se reconstruire dans leur corps et dans leur vie de femme, comme si l'amazone renonçait définitivement à la part féminine de sa féminité ! C'est une manière comme une autre d'être sourd à leur désir en tant que femme, autrement femme. C'est là encore imposer une image toute faite de la féminité, infliger une convenance dans laquelle on ne se reconnaît qu'en partie.

Ce sont pourtant les femmes elles-mêmes qui se sont désignées sous ce terme. Alors quel sens lui donnent-elles ? Elles confient que la connotation guerrière, liée à l'historique de ce mot, vient souligner leur combativité afin de témoigner de la violence du cancer du sein. Le terme d'amazone résonne alors dans cette image de corps à corps avec la maladie, dont elles sont sorties victorieuses et vivantes. Il constitue ainsi un point de départ à une réflexion personnelle, repoussant au loin les limites qui se cachent sous ce terme.

Entendre ces femmes permet d'interroger la multiplicité des images du féminin et, surtout, comprendre que le féminin n'existe pas en tant que tel, mais qu'il est issu d'une longue démarche au fil de la construction narcissique qui, d'un bout à l'autre de la vie, connaît de nombreux remaniements.

« Une amazone, pour moi, c'était une guerrière, une femme libre, sans complexes qui se battait pour la liberté. Quand j'ai compris que j'allais me retrouver comme ces femmes, j'étais perdue dans ces belles images de la mythologie. Cela n'est pas facile, car entre un livre qui vous raconte une belle histoire et votre corps mutilé par cette histoire du cancer du sein, rien ne correspond. Je ne savais plus qui j'étais. N'empêche que je me suis

> accrochée à ce mythe de l'amazone pour tenter de comprendre ce que je voulais faire de ce cancer qui est venu percuter ma vie de femme. Si ce mythe a traversé les siècles, cela devait avoir un sens. Serait-ce possible de se sentir femme même sans un sein ? J'ai eu envie de me laisser du temps, de ne pas courir faire une reconstruction. »

Cette acception guerrière du terme représente l'énergie qu'il a fallu solliciter dans cette lutte contre le cancer. Le regard que portent les femmes sur leur cicatrice leur permet de se remémorer toutes les étapes de cet acharnement pour survivre. Et certaines, voire toutes, ne s'embarrassent pas d'une pudeur qui voilerait, aux regards des autres, la teneur des forces déployées face à l'agression subie par la maladie.

Car l'épreuve d'un cancer n'est pas qu'une parenthèse traumatique, elle s'inscrit, certes bien malgré la personne, comme une expérience de sa vie, un moment de son histoire. Pour les amazones, effacer la trace de l'ablation apparaît comme une offense à cette mémoire. La non-reconstruction leur offre ainsi la sauvegarde d'une signature visible de leur survivance. Leur cicatrice constitue un témoignage inscrit dans leur chair, une preuve que cela a réellement existé. Aussi curieux que cela puisse paraître, l'ablation peut devenir une représentation symbolique de cette traversée, et la cicatrice en faire fièrement l'empreinte. Beaucoup souhaitent gommer cette trace, elles optent pour l'exact contraire.

Face au vacillement qu'une ablation du sein provoque, aux failles qu'elle réveille, certaines patientes vont puiser dans le vide du sein là où d'autres s'appuieront sur la plastique tangible de la reconstruction.

On ne peut évidemment aucunement établir une hiérarchie entre les unes et les autres. La première solution n'est pas mieux ou moins bien, ni plus ou moins noble que la seconde. Cette compétition n'a pas de sens dès lors qu'on est respectueux de la démarche qui conduira les femmes à ce choix. Elles savent qu'elles ne pourront faire l'économie d'un cheminement personnel, au même titre que celles qui bénéficient de la reconstruction mammaire, chemin qui s'avérera au moins autant semé d'embûches et de doutes. Néanmoins, il apparaît pour les amazones comme le bon chemin en tant qu'il est conforme à leur désir.

Les amazones disent elles-mêmes qu'elles ne veulent pas tomber dans ce qu'elles appellent un effet trompe-l'œil de la reconstruction. Ce leurre agirait comme une vérité de représentation de soi et aiderait les femmes, comme par miracle, à retrouver leur féminité. Sans remettre en cause le fait que certaines patientes s'en saisissent tout à fait profitablement, elles le refusent ou s'en abstiennent sur un temps donné.

Selon les témoignages recueillis, la question du trompe-l'œil revient sur un double niveau. D'une part, cela permet à certaines femmes de se distancier d'une image corporelle standardisée du corps féminin par ailleurs assujetti au regard de l'autre. D'autre part, elles souhaitent, par ce cheminement si particulier, privilégier un travail qui se joue du côté de la sensation interne, dans un regard réflexif. Si même, dans le contexte de la reconstruction mammaire, la sensation interne de vide existe bel et bien, ces femmes s'appuient sur un autre type d'étayage psychique.

Le bon regard interne

Comment penser cette remise en question sans émettre l'hypothèse que les amazones s'aventurent à se passer du regard de l'autre parce qu'elles sont nourries d'un regard que l'on devine interne, doué d'un potentiel gratifiant ? Leur sentiment de féminité ne semble pas s'étayer seulement à partir de ce regard extérieur, autre. En d'autres termes, ce que nous disent ces femmes laisse penser qu'elles sont dans la capacité de façonner, de manière autonome et intime, un sentiment de féminité, suffisamment en tout cas pour ne pas trop souffrir du vide du sein réel.

> « Déjà avant l'opération, je n'étais pas trop attirée par une reconstruction. Même à l'hôpital, avec mon gros pansement, je me suis trouvée belle. J'ai facilement accepté de me regarder dans le miroir. Au fil du temps, la cicatrice s'est estompée, la souffrance de la perte aussi. Pour moi, la féminité ne s'est jamais limitée aux seins. Aujourd'hui, je me sens toujours aussi féminine. Je continue à m'habiller avec des choses près du corps. Bien sûr, je porte une prothèse externe et je dois dire que je l'oublie complètement ! C'est comme si le temps avait fait son effet, l'habitude adoucit beaucoup les choses, le regard porté sur soi s'assouplit tellement. J'ai véritablement apprivoisé ce nouveau corps avec son asymétrie et je mesure chaque jour ma chance d'être vivante. Et puis cette cicatrice, c'est ma vie. Le cancer a laissé une trace visible, c'est sûr, mais ça fait partie de moi, de toute façon. »

Là où d'autres ressentiront le besoin d'une reconstruction différée, c'est comme si les amazones étayaient sur le visible du sein absent des ressources propres à un autre type de cheminement. Nous avons exploré comment les patientes bénéficiant de la reconstruction immédiate pouvaient déjouer l'invisible du sein perdu : bien que ressenti comme absent, ce sein est regardé comme un véritable bénéfice palpable de la reconstruction mammaire. En revanche, celles qui ne veulent pas se faire reconstruire semblent récupérer une sensation interne de complétude à partir même de ce vide tangible. Face à la béance, elles font preuve d'une capacité d'étayage, notamment sur la sensorialité du toucher.

Nous voyons à l'œuvre deux processus qui ne s'engagent pas du tout dans la même trajectoire quant à la reconstruction du sentiment de féminité, bien que visant exactement le même but. Pour ainsi dire, il n'existe pas une manière exclusive d'accomplir ce parcours, ni de hiérarchie entre les unes ou les autres voies, l'important ici étant de pouvoir attester de ces différentes configurations psychiques et de sortir enfin du débat du meilleur protocole, du meilleur moyen de reconquérir sa féminité, de la meilleure façon de faire son deuil.

C'est précisément en respectant la liberté de chacune dans son œuvre de reconstruction que nous pouvons comprendre les mécanismes qui bâtissent un corps enveloppe, protecteur, investi, un corps qui soit sujet et dont les femmes blessées par le cancer du sein peuvent s'emparer dans la continuité de leur histoire.

> « Ce que la médecine me propose, au risque de vous surprendre, ce n'est pas un sein ! Je respecte le choix des autres femmes mais, pour moi, ce terme de reconstruction est inapproprié. Je préfère continuer à renouer avec mon corps qui a tellement souffert des traitements. Et là, je parle de mon vrai corps, le mien, celui qui vit, qui aime, qui peut enfin jouir de la vie. Pas juste une coquille de corps. »

Comme toute femme atteinte dans son histoire par le cancer du sein, l'amazone ne peut faire l'économie d'un travail de deuil, d'une modification de son regard, d'une reconstruction de son sentiment de féminité. De la nature de ce travail dépendra une fiabilité quant à cette représentation interne du féminin.

« Quand on m'a annoncé la mastectomie, j'ai immédiatement envisagé la reconstruction différée. C'était comme un rempart pour contrer l'insoutenable vision de mon buste sans mon sein. Et puis d'autres images me sont venues quant à la reconstruction mammaire. Je me voyais affublée d'une bosse de chair informe et surtout pas symétrique à l'autre. Alors asymétrie pour asymétrie, j'ai réalisé que j'acceptais bien mieux de ne pas me faire reconstruire. Et c'est devenu évident sous le toucher de ma main. Cette cicatrice, ce plat, ce lisse ne me faisaient plus peur. Je les ai apprivoisés. Sous la sensation de mes doigts, je peux aujourd'hui dire avec fierté que cela fait partie intégrante de moi. »

Si fières

À écouter les amazones, on peut entendre leur fierté d'avoir dépassé ce moment terrible du manque de sein. Elles décrivent ces longues périodes de doute, voire de colère ou d'effondrement, puis comment a pu naître malgré tout ce regard pacifié sur leur buste, un regard féminin détaché de certains clichés. Elles expliquent qu'au bout du compte, elles en sortent différentes, avec un sentiment nouveau et, somme toute, valorisant, celui d'exister pour ce qu'elles sont, indépendamment du regard de quiconque ! Comme si elles avaient pu prendre conscience de la puissance de ces ressorts internes et de leur capacité à être moins en proie au regard des autres. Cette victoire s'assortit bien sûr toujours de la pensée d'avoir vaincu la maladie, mais surtout d'avoir éloigné la mort.

« Bien entendu que pour rien au monde je n'aurais voulu subir cette mutilation. Mais contrainte et forcée, j'ai dû m'y résigner. Maintenant que je m'estime sauvée, hors de danger, et que je regarde derrière moi, je perçois la force que j'ai eue pour traverser et rester, malgré tout, digne. Ça a été une lutte de chaque instant. Je ne me soupçonnais pas capable d'affronter ce cauchemar. Finalement, c'est comme si je me sentais à même d'assumer ce nouveau combat : vivre et m'accepter comme je suis, même sans sein. Ce n'est pas pour autant que je ne me sens pas femme. Bien au contraire ! Ma féminité, je la vis autrement et ça m'a ouvert tellement d'horizons ! »

Ce qui prime alors, c'est la naissance de ce regard différent en ce qu'il porte, ce qu'il crée et libère du jugement et du poids de la norme sociale. Cela ouvre, disent-elles, sur des champs imprévisibles : se sentir belle, désirable, fière. Femme, quoi qu'il arrive !

Les amazones se réapproprient leur corps comme il est, avec ses défauts, ses manques et ses insatisfactions. N'est-ce pas toute l'acceptation qui préside au travail de deuil ?

La norme du féminin en question

Ce sentiment repousse loin les limites du normatif en termes d'image esthétiquement conforme. Si de nombreuses femmes se livrent sans merci au combat contre les kilos en trop, un visage jamais assez jeune, une silhouette imparfaite, les amazones nous montrent combien une sorte d'apaisement émerge dès lors que le corps a touché de très près sa condition de mortel !

Et l'on pourrait poursuivre leur réflexion : qu'est-ce qu'un corps féminin ? Comment peut-il l'être plus ou moins ? En premier lieu dans leur propre regard, puis dans le nôtre, les amazones viennent bien soulever cette question du corps socialement reconnu comme féminin.

Une amazone pointe ce questionnement : « La reconstruction de soi après un cancer du sein, étayée par une plastie mammaire ou non, passe de toute façon à mon avis par un travail psychologique. Dans nos sociétés, rien ne nous aide à faire ce chemin, à nous accepter différentes. On pourrait même dire qu'on dérange si on s'assume comme ça. Qu'est-ce que ça cache, doivent se demander certains. À les entendre, on a encore bien du chemin à faire ! »

Ce chemin de tolérance et de clémence envers son image, moins dépendant du regard de l'autre, ne diffère pas tant que cela de celui des femmes qui ont opté pour la reconstruction. Accepter cette créativité psychique pour se réparer et cicatriser, c'est réconcilier autrement, à travers l'exemple des amazones, le corps et la psyché. Cela nous montre combien les stigmates de la féminité peuvent parvenir à se détacher de l'exigence d'une image normée du corps féminin. Cet écart à la norme, imposé par le danger mortel du cancer et de ses protocoles, est vécu douloureusement et injustement dans un premier temps. Mais pour celles qui choisissent cette version du féminin, l'issue se solde souvent par un sentiment d'avoir pu un tant soit peu effriter ces carcans esthétiques, pourtant si futiles face au danger du cancer.

Voici encore ce qu'en dit Sylvie : « Comment vous avouer qu'aujourd'hui, quand je me regarde nue dans la glace, je suis fière de ma cicatrice. Elle signifie tant de choses et je suis la seule à savoir tout ce que nous avons enduré ensemble. Dire qu'au début j'aurais tout fait pour ne pas l'avoir sous les yeux ! Aujourd'hui, si on me proposait de l'effacer, je dirais non ! On ne peut quand même pas annuler d'un coup de baguette magique toute cette expérience de vie. Même si elle a été terrible, je la revendiquerais presque. C'est mon combat contre la maladie mais c'est aussi, et très paradoxalement, la preuve que je suis vivante. Et je peux vous assurer que quand vous êtes passée par là, vous savez ce que cela veut dire ! »

Le temps sera cet allié pour accepter le vide du sein et il faudra compter avec lui pour élaborer les bases d'un sentiment narcissique reconstruit, au-delà de la chair meurtrie. Ce temps de deuil mettra à profit des ressources psychiques qui soutiendront la reconstruction d'une féminité sans reconstruction plastique. Mais de quelle nature sont ces ressources ?

Le sein psychique

Lorsque les amazones exposent leurs motivations pour garder une trace visible de l'atteinte de la maladie, elles nous éclairent au passage sur les outils psychiques œuvrant à la reconstruction de leur féminité. Étonnamment, conserver l'empreinte de la maladie, en ne comblant pas le vide du sein, laisse entrevoir un sein d'une autre nature : le sein psychique. Mais, de quoi parle-t-on ?

Quitte à en déconcerter plus d'un, ces femmes parviennent à penser et à construire symboliquement un sein, au-delà du sein physiologique. Autrement dit, bien qu'effroyablement ébranlées par la mastectomie, au bout d'un temps qui leur appartient leur discours laisse entendre que ce sein, le sein psychique, n'a jamais vraiment disparu. Reconstruction esthétique ou non, l'amazone nous guide à travers les méandres d'un travail intérieur indispensable pour mener à bien ce sentiment interne de féminitude.

Ainsi, pour les femmes mastectomisées, adjectif pour le moins barbare, se continue l'histoire d'un féminin dans le prolongement de la perte. Et bien au-delà de la perte. Autant le réel inscrit une temporalité de l'avant et de l'après-mastectomie, autant la réalité psychique pourra faire fi de cette temporalité. Reconstruction mammaire ou non, le sein psychique ne peut strictement se confondre avec le sein réel. Il reste toujours à reconstruire, à réinvestir, comme un élément à se réapproprier pour vivre sa permanence contribuant à l'assurance du sentiment de féminité. Par ailleurs, notre clinique nous a souvent montré que certaines femmes, en dehors du contexte du cancer du sein, pouvaient tout à fait considérer leurs seins comme inexistants tant ce sein psychique était sous le sceau de l'absence.

Cela fait intervenir la dimension symbolique du corps, dimension sur laquelle reposent la perception et l'image que nous en avons. Ainsi le corps peut se vivre chez certaines comme radicalement différent de ce qu'il est. Leur discours est alors traversé de fixations obsédantes vis-à-vis de zones qu'elles trouvent injustement informes. Ce point représente l'un des grands apports de la psychanalyse : le rapport que nous avons avec notre corps est un rapport qui tient plus du fantasme et de l'imaginaire. Notre corps est complètement interprété, notre anatomie est une anatomie fantasmée, pétrie dans le langage et le regard de l'autre, depuis notre naissance.

Nous sommes bien loin ici du corps-machine, du corps comme une somme d'organes dont nous parle la médecine. C'est d'autant plus compliqué que la langue le signale bien : on ne dit pas *je suis* un corps mais *j'ai* un corps. Le monde moderne a développé cette idée assez fascinante qu'il constitue un capital fondamental. Dans cette logique de pensée, on doit gérer son corps comme un compte en banque, en termes de crédit, d'investissements sur l'avenir. Le faire fructifier, ne pas le dépenser à la légère, capitaliser son potentiel sur la durée. Cette focalisation a ses vertus, mais malheureusement, quand elle est poussée à l'extrême et conçue sans contreparties, quand la scission entre le corps et la psyché est par trop étanche, elle s'instaure comme carence.

Si la cible de la reconstruction ou de la non-reconstruction se réduit au corps strictement biologique, il y a fort à parier que l'effet escompté n'en sera que plus limité, reposant sur un non-sens tellement palpable qu'il risquerait d'entraîner la personne dans une course sans fin. Les femmes ne s'y retrouveront pas, ou si peu. Sans ce travail intérieur qui croise à l'infini corps biologique et corps du désir, les femmes se sentiront condamnées, prisonnières d'une chair mutilée. C'est incontestablement la prise de conscience des ressources de ce que nous appelons le sein psychique, au-delà du sein biologique, qui donnera aux femmes la force de vivre pleinement l'après, plastie mammaire ou non, immédiate ou différée.

Par ailleurs, il existe une autre voie où ces deux termes, non-reconstruction et reconstruction, ne s'opposent pas tant qu'ils se succèdent : le cas des femmes qui, dès que possible après la fin des traitements et avec accord médical, se voient accéder à la reconstruction mammaire. Cette femme de l'entre-deux, entre l'amazone et celle qui bénéficie de la reconstruction immédiate, vivra une reconstruction en différé.

Cette expression de femme de l'entre-deux laisse entrevoir une alternative supplémentaire sur le chemin de la reconstruction. Se faire reconstruire un an plus tard s'impose à elles comme une évidence dès les premiers temps de l'annonce diagnostique et constitue un formidable espoir. Serait-ce à dire qu'elles ne disposaient pas des mêmes ressources que les amazones ? Ne nous méprenons pas ! Elles ne doivent pas pour autant être vues comme celles qui n'auraient pas pu aboutir le processus de deuil ! Au même titre que toutes les autres femmes touchées par le cancer du sein, elles dessinent une configuration qui révèle des secrets d'une intimité propre à la complexité du féminin.

6

Le regard en différé

Dans le contexte de reconstruction mammaire, il y a une autre voie que l'on pourrait qualifier d'un temps de l'entre-deux : celle de la reconstruction en différé. C'est-à-dire qu'après avoir subi une mastectomie, la patiente, contrainte par les traitements que lui impose la sévérité de la tumeur, se doit d'attendre au minimum six mois à un an pour pouvoir procéder à la reconstruction de son sein.

La survie d'abord

Un « entre-deux » car, à l'écoute de leurs témoignages, ces femmes expriment clairement que, si elles avaient eu le choix, elles auraient opté sans hésiter pour une reconstruction immédiate. Si certaines d'entre elles décideront de rester amazones en cours de route, d'autres affronteront le vide du sein dans l'attente de pouvoir le combler. Cette attente marque donc un temps propre à chacune, mais dont toutes pourront dire qu'elles ont été constamment suspendues à l'espoir d'une reconstruction à venir.

La maladie et ses répercussions nécessitent, nous l'avons dit, un premier temps où la patiente, en alliance avec ses médecins, mobilise une énergie considérable pour venir à bout du cancer, du corps malade. Tout doit être mis en œuvre à cette seule fin. Mais à la différence des femmes qui bénéficient d'une reconstruction immédiate, la mastectomie pour elles est visible et se prolonge en un temps dépendant des traitements complémentaires et vitaux auxquels elles devront se contraindre. L'urgence est à la survie.

Qu'est ce que perdre un sein, des cheveux en comparaison de la vie ? Certes, ce discours régulièrement tenu par les uns et les autres annule par le jeu de ce parallèle la douleur psychique des patientes qui doivent subir une réalité non négociable. Ce n'est qu'une question de quelques mois, soyez patiente, on pensera à la reconstruction plus tard, pour l'instant il faut vous soigner. Ce type de phrase reflète un souci de rationnalité bien compréhensible et qui se veut protecteur et encourageant, mais il obture du même coup la souffrance de ces femmes confrontées, pour un temps, à un corps féminin sans sein. Bien entendu que les cheveux repoussent, bien entendu qu'une année dans la vie d'une femme avec un sein en moins, qu'est-ce que cela représente quand, au bout de ce chemin, c'est l'espoir de la rémission ? Le corps médical ne peut, et c'est légitime dans cette situation de l'extrême, prendre en compte la détresse de femmes totalement désemparées face à la dégradation de leur corps. Il faut en passer par là et il n'y a pas le choix !

Pour ces patientes, il y a effectivement une association aussi inévitable qu'urgente entre mastectomie et traitement adjuvant tel que chimiothérapie et radiothérapie. Elles s'y contraignent car elle leur offre le gage d'une réussite optimale des soins et de l'éloignement du risque mortel. Autrement dit, elles s'inclinent également face à un choix qui ne se discute pas.

Mais cette inéluctable contrainte n'est pas sans induire de violents sentiments de rage, de désespoir, voire de frustration. Face à l'injustice d'être tombées gravement malades, ces femmes en cumulent une autre : l'impossibilité d'accéder à une reconstruction regard sur elles-mêmes. L'obligation vitale de se défaire d'un organe mortifère, et celle de se projeter dans un sein à venir, autrement dit de rêver, dans ce temps de l'absence, celui à reconstruire.

C'est pourquoi, une fois les traitements terminés, ce laps de temps est très variable d'une patiente à l'autre. Cela ne peut se mesurer à la seule volonté de retrouver son sein ou à la violence des sentiments liés à la mastectomie. Ici comme ailleurs, aucun systématisme, aucune statistique ne peut s'appliquer à chaque cas particulier. Voici quelques témoignages qui nous montrent combien les attitudes et les discours peuvent varier d'une femme à l'autre, et parfois pour une seule et même patiente au cours de cette période !

Carole vient juste d'apprendre qu'elle peut procéder à une reconstruction mammaire : « Enfin, je viens d'obtenir le feu vert du médecin ! Après deux ans d'interminable attente, la reconstruction est prévue prochainement. Enfin, je vais pouvoir me regarder dans le miroir ! Enfin, je vais pouvoir clore le livre de cette foutue maladie. Enfin, j'aurai cette récompense tant attendue ! »
Une autre patiente : « Je sais que je me ferai reconstruire un jour mais, pour l'instant, je ne m'en sens pas le courage. J'ai besoin de reprendre mon souffle, j'ai de la chance parce que je suis très bien entourée et je saurai tirer profit de cette attente au milieu des miens. Et puis, je vais soigneusement me renseigner sur les protocoles, aller voir plusieurs chirurgiens pour me faire la meilleure idée possible de ceux qui existent, et me laisser le temps de vraiment choisir, avec le médecin qui voudra bien m'accompagner, celui qui me correspondra au mieux. »

Une compensation ?

Le sein à retrouver s'avère ici comme une sorte d'équivalence d'en finir avec la vision rebutante de la maladie. Pour ces femmes de l'entre-deux, reconstruire son sein, c'est pouvoir vivre justement ce temps de l'après-cancer signant la fin des traitements. Ces femmes choisissent de s'engager dans la reconstruction comme si elles choisissaient la vie au-delà de la mort. Il ne s'agit plus alors de vie et de mort biologique, mais bien de faire revivre leur féminin. L'acte de reconstruction symbolise une revanche sur la balafre infligée par le cancer à leur féminité. En remodelant leur corps, elles se réapproprient une image du féminin dont elles se sont senties spoliées pendant ce temps de l'entre-deux. Il y a pour chacune d'entre elles un combat à mener contre cette défiguration.

> « J'ai tant besoin de croire à après, quand tout sera fini. Je pense souvent à celles qui ont la chance d'être en cours de reconstruction. Bientôt ce sera mon tour ! C'est ce qui me fait tenir et toutes les nuits, je m'endors en imaginant mes deux seins, même minuscules, même moches, même si le résultat n'est pas à la hauteur de mon attente. Tout plutôt que cette insupportable balafre. On me dit si souvent que la féminité n'est pas que dans mes seins en pensant que cela me réconfortera ! Mais chaque fois que j'entends cette phrase, j'ai l'impression qu'on parle à ma place et, d'ailleurs, je voudrais bien les y voir ! Ça me rend dingue ces phrases toutes faites ! Je sais bien que je ne peux me réduire à une paire de seins, il n'empêche que pour l'instant, je sens mon corps complètement déglingué, et ma tête avec ! »

Mais le désir de reconstruction se mélange aussi à la peur et au doute.

> Une autre patiente a exprimé combien cette décision ne va pas de soi, contrairement à ce qu'elle aurait pu penser : « Au lendemain de l'ablation, je ne vivais que pour ma reconstruction, dur comme fer ! Enfin c'est ce que je croyais. Or, à la veille de l'intervention, il m'arrive un truc que je n'aurais

jamais pu imaginer : j'hésite. C'est contradictoire, je sais. D'un côté, je ne voudrais pas passer à côté de cette chance, mais il me manque un je-ne-sais-quoi : du temps, de la réflexion, de la confiance en moi. Je crois aussi que j'ai très peur de la douleur et, avant tout, du résultat. »

La peur se nuance sous maintes formes : peur de souffrir encore et encore, peur d'être déçue du résultat après avoir tant attendu, peur qu'en cas de récidive il faille tout recommencer. C'est un moment où l'on voudrait que tout s'arrête avec l'arrêt des traitements, mais le choix de se faire reconstruire implique un autre combat alors que les forces et le courage s'amenuisent parfois. C'est aussi de nouveau pouvoir faire confiance à son corps, pour mener à bien cette dernière épreuve, ce corps qui a déjà été si éprouvé.

Ma reconstruction est enfin programmée. Après la mastectomie, il était absolument évident pour moi de ne pas faire de reconstruction. Je pensais rester avec une prothèse externe. Mais la cicatrisation n'a pas été simple, je ne peux toujours pas porter un soutien-gorge et, par conséquent, de prothèse externe. Je me sens de plus en plus fragile, si mal à l'aise dans mon corps. Même sans en faire une fixation, je trouve que se balader avec un sein tombant et exhiber le creux de l'autre, ça commence à me peser, j'ai l'impression que ça attire les regards. J'ai donc pris la décision de faire la reconstruction. Depuis, je rêve d'un volume sous mes doigts, d'un relief sous ma main. Et de ne plus faire systématiquement attention à mon décolleté. »

D'un extrême à l'autre, on trouve d'un côté des patientes qui ne vivent que dans l'attente de la reconstruction et ont élu, avant même de pouvoir en bénéficier, le protocole qu'elles souhaitent, et de l'autre celles qui demanderont la reconstruction après un long processus de réflexion, un lent cheminement intérieur dans la complexité des protocoles et des propositions chirurgicales existantes. Dans tous les cas, comprenons bien que ce n'est pas l'idée de la reconstruction qui est en cause ici, mais bien ses modalités quant au choix du protocole, au temps pris pour l'accepter et s'engager de nouveau dans un processus chirurgical avec toutes les conséquences postopératoires qu'il laisse entrevoir.

Les ressources de la contrainte

Mais une chose est sûre : quels que soient le parcours vécu et le délai imparti, beaucoup de ces femmes s'accordent à dire qu'elles finissent par profiter de ce temps imposé ! Étonnamment, certaines parviennent à récupérer à leur profit ce non-choix aux confins de l'intolérable.

« Voilà ce que je me suis dit dans les mois qui ont suivi la mastectomie qui pourtant m'avait plongée dans un profond désespoir : "Prends ton temps, rien ne presse, ton heure viendra à toi aussi." Il m'aura fallu presque trois ans pour encaisser et me décider mais finalement, quand j'y repense, je ne l'ai pas si mal vécu. Après tout, la reconstruction, c'est maintenant mon choix tandis que la mastectomie ne l'était pas et je l'ai quand même subie sans mot dire, alors à présent prendre mon temps, décider du protocole, c'est ma revanche, ma victoire sur cette sale maladie. »

De la même manière, bien que décrit comme un moment éminemment douloureux, une de nos patientes reconnaîtra dans l'après-coup combien il lui donna force et courage. Face à l'horreur que représentait pour elle cette période de sa vie de femme sans sein, elle s'est vue soudain mue par une rage de vivre inouïe qui la bouleversait encore quelques mois plus tard : « J'avais tout juste trente-neuf ans quand on a repéré dans mon sein gauche quelque chose de suspect. On m'a fait une ponction, le

résultat était mauvais, mon chirurgien m'a annoncé la nécessité de faire une mastectomie. Je me suis écroulée ! Dans mon cas, je ne pouvais pas bénéficier d'une reconstruction immédiate. J'allais devoir vivre sans sein pendant tout ce temps, c'était une idée qui me faisait perdre pied, me rendait folle de désespoir ! Mes seins, c'étaient l'atout de ma féminité auquel je tenais le plus, je les aimais et les soignais plus que toute autre partie de mon corps. Ce fut un choc, j'ai été à la fois sidérée, mais curieusement, en même temps, j'ai ressenti une force colossale. J'ai tout de suite réagi, comme si j'étais coupée en deux. Une partie de moi a reçu cette force pendant que l'autre recevait l'effroyable nouvelle.
A posteriori, cette période était très paradoxale parce que j'ai eu l'impression d'aller puiser dans des ressources inimaginables, insoupçonnées. Ce sont ces forces-là qui m'ont aidée à passer ce cap et à finalement pouvoir supporter l'attente de la reconstruction. Et depuis que j'ai mon sein reconstruit, ces forces ne m'ont pas quittée. »

Que la reconstruction ait lieu au plus tôt ou avec un laps de temps plus long, il nous a paru important de comprendre ce que ces femmes vivent dans cette période de l'entre-deux. Car une fois que la reconstruction immédiate s'annonce résolument impossible, il semble bien que la décision de reconstruire n'aille pas toujours de soi. Cet entre-deux est bel et bien régi par ce temps de la décision. Et ce, pour un argument prévalent.

Hésitations bien légitimes

Le plus souvent l'argument de la lourdeur du parcours chirurgical est mis en avant, élément que les patientes commencent à entrevoir à peine sorties de la phase des traitements pénibles. L'idée d'ajouter encore des semaines de postopératoire, avec la menace éventuelle de douleurs, de cicatrices supplémentaires, en rebute plus d'une. Pour expliquer la réticence à accepter la reconstruction en différé, nous pourrions reprendre à l'identique les arguments des amazones qui refusent cette indigeste suite à donner, dès lors qu'elles se sentent tirées des griffes du cancer.

En effet, de nombreuses patientes laissent entendre une réelle hésitation quant au choix du protocole, soulignant l'importance d'un travail de réflexion intense et personnel pour déterminer, lorsqu'elles en ont la liberté, la reconstruction qui leur paraît la plus acceptable. Si certaines ont pu prendre leur décision rapidement, et sans trop d'hésitation, d'autres mettront parfois plusieurs années. Elles expliquent combien il leur était important de se sentir prêtes, comme si, en la matière, cela ne pouvait leur être imposé de l'extérieur. Sentir le moment juste, s'autoriser à choisir ce qui conviendra le mieux, au plus près de leur espérance, représente pour elles le gage d'une reconstruction acceptée donc mieux vécue. Ce passage du non-choix au libre arbitre est une étape primordiale pour que la patiente se sente à nouveau la protagoniste de son corps. Cette liberté d'action qu'elle s'octroie dédommage en quelque sorte la terrible dépendance imposée par la maladie.

Une revanche bien méritée

Ainsi, la reconstruction apparaît comme un cadeau bien mérité, ou encore comme une victoire sur ce foutu cancer, autant d'éléments qui permettent de vivre cette nouvelle épreuve avec détermination. Il faut vraiment le vouloir ! Celles parvenues au terme de leur reconstruction ne cessent de le répéter à celles qui en sont aux prémices.

> « Il est important d'être certaine de vouloir cette reconstruction. C'est à mon avis la première question à se poser. Ainsi qu'une autre : jusqu'où suis-je capable d'aller pour

me sentir mieux ? J'avoue que je ne me suis pas toujours sentie prête. Jusqu'à aujourd'hui ça allait, mais à présent je me sais tiraillée par l'espoir que cette reconstruction m'apportera un mieux-être dans ma féminité. Mon ablation a eu lieu il y a plus d'un an et la reconstruction est prévue pour la fin de l'année prochaine. C'est pour moi une sacrée revanche sur ce que m'a pris la maladie ! »

Les critères sont donc variables d'une femme à l'autre, mais leur décision est généralement prise dans un va-et-vient constant de questions qui les taraudent. La peur d'un protocole risqué parce qu'il implique des zones saines du corps et multiplie les cicatrices, la question du naturel et du résultat une fois la reconstruction effectuée. Celles qui acceptent de s'y engager acceptent d'assumer leurs peurs, tant elles sont motivées par l'idée de retrouver un buste symétrique. Mais la motivation, issue d'un processus de pensée rationnel, ne cache pas de sombres et sourdes appréhensions à la seule idée d'un résultat qui serait en deçà de leurs espérances.

Celles-ci pointent sans cesse dans leur discours la difficulté d'avoir à se décider sur un protocole. C'est ici que nous pouvons mesurer combien le temps du différé n'est pas simplement dépendant des autorisations médicales mais qu'il s'articule essentiellement autour d'une décision propre à chacune, mûrement réfléchie. Exprimer des ressentis singuliers, se vivre en son nom propre, constitue autant de prises et de leviers pour investir ce corps « au féminin » et le défendre contre les atteintes subies.

Car l'éventail des possibilités est dépendant de nombreux facteurs tels que la qualité du tissu mammaire après les traitements et l'état de santé général de la patiente. Lors des consultations médicales, elles cherchent à exprimer leurs préférences quant aux protocoles de reconstruction, à en discuter avec les médecins, de la même manière que toutes les autres patientes quand il s'agit de toucher à l'image de leur corps féminin. Toute cette mobilité de dialogue, lorsqu'elle est facilitée, ouvre sur une réflexion possible, remobilisant la vie psychique.

Commence alors une période où les patientes se voient contraintes d'étudier chacune des techniques qui s'offrent à elles, sachant qu'elles comportent toutes des avantages et des inconvénients. C'est un moment délicat et fastidieux. Beaucoup de femmes consultent alors plusieurs chirurgiens et recueillent l'avis de leurs pairs par le biais des sites spécialisés. Les pages dédiées à la reconstruction en différé sur ces sites sont les plus nombreuses et les plus détaillées, témoignant de l'intérêt que cela suscite.

« Cette période de réflexion et de multiples consultations fut très éprouvante pour moi. À ma grande surprise, tous les chirurgiens n'étaient pas d'accord sur le protocole à suivre. Mon idée d'origine était une simple prothèse pour diverses raisons, dont la plus importante à mes yeux : c'était celle qui impliquait le moins de cicatrices et de complications opératoires. Malheureusement dans mon cas, cela n'était plus possible. J'ai oscillé pendant plusieurs mois sur les autres protocoles qu'on me proposait : TRAM ou grand dorsal[1] ? Accepterai-je autant de cicatrices ? Quelle reconstruction serait la mieux adaptée à ma silhouette actuelle ? J'ai mis pratiquement un an à prendre une décision. Mais une fois décidée, j'ai été sacrément soulagée ! Ce fut pour moi fondamental que la décision me revienne en dernier recours. J'ai l'impression que cela m'a permis de pouvoir aborder au mieux cette reconstruction. »

1. Voir note page 49.

Parfois, l'impossibilité de pratiquer certains protocoles relance le sentiment de ne pas avoir le choix, qui accentue un vécu intérieur de dépossession du corps, comme une blessure narcissique supplémentaire. Devoir se plier, là encore, à une contrainte revient à ajourner ce moment où le féminin pourra enfin commencer à se redessiner.

Un deuil plus facile ?

Tout comme pour les amazones, il ne faut pas croire que les femmes qui vivent la reconstruction en différé bénéficieraient de meilleurs atouts psychiques pour la reconstruction, pour faire mieux et/ou plus vite le deuil du sein perdu. Il va sans dire que cette hypothèse introduit un déterminisme, une relation de cause à effet, qui est inacceptable dès lors que l'on se penche sur les particularités de chaque histoire de femme. Car certaines vivront de toute façon très douloureusement cette période, sans vraiment pouvoir mobiliser des ressorts psychiques et féconds tels que ceux décrits ici. Mais force est de constater qu'un certain nombre savent aussi en tirer profit, et tant mieux pour elles ! Mais jamais aucune ne s'autoriserait à se poser comme exemple, comme si elle détenait les clés d'un deuil meilleur et plus rapide.

Pour elles aussi, c'est précisément dans le meilleur des cas que la reconstruction aura pu cicatriser le vide du sein et faciliter, dans l'après-coup, une élaboration positive d'un moment terriblement négatif. Nous sommes bien ici dans une des caractéristiques du travail de deuil lorsqu'il peut s'opérer librement.

Lorsque la reconstruction est enfin terminée, comment ces femmes ressentent-elles ce bouleversement corporel ? Elles redécouvrent indéniablement le plaisir de quitter le soutien-gorge spécialement aménagé pour la prothèse externe. Beaucoup d'entre elles décrivent l'avoir jeté comme une peau morte qui n'a que trop duré. Avec cette intervention, leur sentiment de féminité se voit remodelé. Pour beaucoup, c'est comme si ce sein reconstruit les aidait à se sentir femme à nouveau.

Là aussi, des mots tels que renaissance, accouchement de soi reviennent métaphoriser cette étape. De longs mois d'attente pour renaître à la vie, mais également à la féminité.

> « Le jour venu de la reconstruction, j'étais comme euphorique à la clinique, j'allais enfin retrouver ma féminité. Je sais que pour certaines, ce n'est pas le plus important après tout ce qu'on a subi. Mais pour moi, ce sein c'est ma revanche contre le cancer et, d'ailleurs, je m'en fous qu'il soit comme ci ou comme ça. Je ne veux plus faire attention quand je me baisse, de peur que quelqu'un s'aperçoive que je porte cette prothèse en caoutchouc, je ne veux plus m'empêcher d'aller à la piscine avec mes enfants, je veux perdre l'habitude de me cacher. Oui, ce faux sein n'a rien à voir avec celui que j'ai perdu mais je l'ai quand même tellement attendu. »

Il est indéniable que la reconstruction immédiate garantit de meilleurs résultats esthétiques que les reconstructions différées. C'est la raison pour laquelle, les femmes qui doivent attendre cette reconstruction traversent autant d'inquiétude quant au résultat. Mais depuis peu, certaines femmes reconstruites osent se montrer seins nus en photos ou à l'occasion de reportages grand public, n'hésitant plus à témoigner ni à se dévoiler. Elles livrent une approche tout à fait singulière, et d'ailleurs récente, de cette réparation dans la maladie que constitue la reconstruction mammaire. Le silence et la honte ne sont plus alors systématiquement liés à l'image du cancer du sein. Un livre de photos [1] a été

1. Bonnier Pr Pascal et Launette Florian, *op. cit.*

publié sous l'égide d'un grand professeur qui a su comprendre combien il était essentiel pour les patientes de voir les résultats de toutes les formes de reconstruction mammaire, amazones y compris. Cette fois, le savoir-faire médical s'est allié à la nécessité pour toute femme ayant subi une mastectomie d'appréhender, notamment par le regard, le corps féminin qui aura traversé cette épreuve.

Car le choix d'une image de soi ne passe-t-il pas aussi par le refus d'une autre ? Les patientes attendent d'être entendues dans leur désir mais elles sollicitent en outre d'être soutenues dans leur décision par le chirurgien. Dans ces conditions, l'alliance thérapeutique peut de nouveau s'opérer et l'échange avec un tel médecin jouera comme facteur déclencheur pour oser s'aventurer sur ce chemin de la reconstruction. Un dialogue s'établit en toute confiance avec une femme qui se donne le droit et le temps de douter afin d'estimer les avantages et les inconvénients de chaque protocole.

« Cette période où mon cancérologue m'a annoncé que dans mon cas il y avait peu de chances de survie a été terrifiante. Quand le calvaire des traitements s'est terminé, avoir simplement le droit de vivre me suffisait. Je ne demandais rien de plus. Plus de sein, oui. devant le reflet de la glace, cela fait très mal. Je rembourrais mon soutien-gorge avec la prothèse en mousse et j'oubliais le vide qu'il y avait à l'intérieur. C'est cinq ans plus tard, quand il n'y a pas eu de récidive, que j'ai commencé à oser penser à la reconstruction. Le problème c'est que je ne voulais pas souffrir, je ne voulais pas de longue convalescence et tout le reste. Mais, vu la qualité de ma peau, le chirurgien ne pouvait pas me reconstruire par prothèse. C'est là que j'ai compris que cette opération n'allait pas être facile. Il m'a longuement expliqué pourquoi et j'ai senti qu'il comprenait ma déception. Il a voulu néanmoins me revoir la semaine d'après. Je lui ai parlé de mes

> réticences, de mes doutes. Je ne savais plus quoi faire ; rester comme ça ou tenter le coup. Il m'a rassuré sur les autres protocoles, qui me faisaient très peur, tout en ne me cachant pas que cela restait des chirurgies lourdes. Il m'a aidé à faire la part des choses entre les avantages et les inconvénients de chacun. C'est alors que je n'ai plus hésité à me lancer dans cette reconstruction. »

Le livre de photos évoqué plus haut, les nombreuses et remarquables campagnes de prévention publiques à grands renforts de photos et d'images sur le sujet contribuent depuis quelques années à ce qu'un regard différent soit posé sur le cancer du sein. Un regard qui fait peut-être davantage cas du désir des femmes, en tout cas de leur désir dès lors qu'il peut émerger dans ce temps de l'après-cancer qu'ouvre la reconstruction mammaire. Il n'est plus rare que les acteurs du monde médical s'en saisissent, offrant des techniques toujours plus en pointe pour aider les femmes à reconstruire leur féminité. Même si l'on sait que la reconstruction esthétique ne fait pas tout, loin s'en faut, l'effectuer en proximité avec les nécessités intimes des patientes reste un formidable atout pour que la reconstruction soit bien vécue.

Pour autant, la reconstruction mammaire ne se termine pas là. Il y a souvent nécessité d'une symétrisation du galbe entre les deux seins, ainsi que celle de redessiner l'aréole et le mamelon. Au-delà de ces retouches esthétiques pour parfaire le résultat, cette reconstruction du mamelon-téton finalise le sein reconstruit sans laquelle il ne serait pas identifié comme tel.

Cette dernière étape est présentée comme le point final de ce long parcours entamé à partir de l'annonce diagnostique. Elle fait partie intégrante de la reconstruction mammaire et, ce que l'on pourrait considérer comme de pure obligation esthétique, ne l'est en réalité pas vraiment. C'est ce que nous allons maintenant explorer.

7

Le regard final : la PAM

« La fin de cette traversée s'annonce. Comme un moment solennel avec moi-même. Aujourd'hui, j'ai rendez-vous avec la PAM ! Étrange raccourci de mots signifiant que mon sein reconstruit va retrouver une aréole et un mamelon. L'autre sein est mis à contribution et ceci, bien malgré lui. La moitié de son téton contribuera à améliorer l'aspect « naturel » de la reconstruction par prothèse. L'angoisse de cette ultime étape me tenaille sans que je comprenne vraiment pourquoi. C'en est presque ridicule, puisque, comme ils disent : "C'est une petite intervention de rien du tout." Mon imaginaire ne me lâche pas. J'ai peur, tellement peur.

La séance d'anesthésie locale se prépare. L'appareil à tatouer m'est présenté. On me demande même de choisir la couleur des pigments qui habillera la nudité du sein : "Tirant plutôt vers le rose ou vers le marron ?" L'infirmière, d'une douceur infinie, manie la seringue autour de mon aréole pleine de vie afin que le chirurgien puisse pratiquer la découpe du greffon. "Ne vous inquiétez pas, vous ne sentirez rien." Ces quelques minutes réactivent l'ineffable mémoire de la mastectomie. Je réalise qu'il y a plus d'un an que la peur s'invite à mon quotidien. Aujourd'hui, nos chemins se séparent.

Un miroir est dissimulé derrière la porte du bloc

opératoire. L'équipe soignante me propose d'y projeter mon regard pour contempler leur travail de finition. Mon reflet surprend un sein "auréolé" de cette parure du féminin et mon sourire, nourri de tendresse, accueille ce qui signe le terme de ce combat. »

La PAM a pour but de reconstituer, sur le volume du sein reconstruit et considéré comme stabilisé, la plage colorée de l'aréole ainsi qu'un relief central faisant office de mamelon. Cette phase de la reconstruction n'est jamais obligatoire, certaines femmes se satisfaisant de la stricte reconstruction d'un volume. Elle reste donc un choix personnel, puisqu'elle n'est liée à aucun traitement et est purement esthétique. Pourtant, nous verrons combien la portée d'un geste qui marque l'ultime étape d'un long et douloureux trajet est porteur d'ambivalence. Pour l'heure, cette intervention marque la fin du parcours de la reconstruction, un moment où les patientes peuvent souffler.

Un point final ?

La PAM est entrevue comme la dernière étape, comme un point final, la retouche qui donne au sein reconstruit l'agrément d'une féminité achevée, l'ultime geste de la reconstruction ! De nombreux témoignages recueillis montrent à quel point celle-ci permet aux femmes de passer, enfin, à un statut tant attendu : celui de l'après-cancer.

« Pour moi, la PAM, c'était vraiment comme un aboutissement. Dans mon idée cela fermait la porte sur toute cette sale période, celle de la mastectomie et de tout ce qui l'a entourée. Tous ces moments terribles, au pire de la maladie. J'ai pu, heureusement, faire la reconstruction par prothèse et j'en ai été contente. Mais sans téton, rien à faire : ce n'était pas encore un sein pour moi. Quand j'ai pu faire la PAM, c'était vraiment fini et en plus j'ai trouvé ça joli ! »

Cette intervention est d'autant plus attendue qu'elle se place du côté du gain esthétique ; une intervention censée n'apporter, en quelque sorte, que du mieux ! Fin du médical et plaisante opportunité d'un retour au corps féminin vu dans sa globalité, elle est proposée aux femmes comme un geste plutôt que comme une opération. Geste réparateur et marquant, selon certaines patientes, une renaissance. Ce stade, les femmes l'abordent effectivement sur le versant du plaisir, mues par la recherche du meilleur apparat pour leur sein reconstruit et dans un souci de respecter la finition de cet emblème de la féminité. Et d'ailleurs, ces interventions se font sous anesthésies locales, modalité permettant que la patiente donne son avis quant au dessin de l'aréole, de la teinte souhaitée, des retouches à apporter si nécessaires.

Un sein qui ressemble à un sein !

La PAM représente un formidable espoir de retrouver un sein qui ressemble communément à un sein, condition nécessaire à un retour à la norme d'une poitrine féminine. Dans la précision et la finesse d'exécution que les techniques utilisées offrent aux patientes, elle est également un outil infiniment précieux pour que chacune voie se redessiner un sein conforme à l'image, pour le coup stéréotypée, d'un sein. Pour celles qui y ont recours, c'est précisément cette image qui les rapprochera au mieux de leur sein idéal.

C'est sans doute pourquoi, il n'est pas rare de constater que toutes les femmes ne s'inscrivent pas immédiatement dans cette démarche de la PAM. Certaines s'y prêtent dès que cela leur est possible, d'autres laissent passer du temps après un aval médical favorable quant à la cicatrisation de la reconstruction : quelques semaines, des mois, voire une année entière. Au même titre que celles qui se livrent à la reconstruction en différé, de nombreuses raisons sont invoquées pour expliquer ce temps de latence.

Danièle a réalisé que ce geste la ferait sans doute passer du côté d'une femme comme une autre, alors que l'expérience du cancer et de la reconstruction était encore tellement prégnante qu'elle a ressenti le besoin d'avoir à vivre, dans son corps, encore un moment avec cette différence : « Trois mois après la reconstruction de mon sein, j'ai revu le chirurgien qui m'a annoncé que maintenant il n'y avait plus aucun problème pour que je fasse la PAM. Je n'ai pas voulu prendre de rendez-vous tout de suite. J'ai prétexté que je rappellerai son secrétariat. Pour lui, c'était évident mais je sentais bien que, pour moi, il y avait quelque chose qui bloquait. L'intervention ne me faisait pas vraiment peur et j'ai mis longtemps à comprendre ce qui m'arrêtait. C'est comme s'il me fallait rester comme ça. Je n'avais pas envie de recouvrir la moindre partie de ma cicatrice. J'ai fait ce qu'il fallait faire pour remplir un soutien-gorge et paraître comme n'importe quelle femme habillée, mais nue, quand je me regarde, je sais bien que je ne suis pas comme les autres. »
À l'inverse, Michelle aurait tant voulu finaliser rapidement sa reconstruction mais dut en repousser la date de l'intervention suite à une infection de la cicatrice : « Après la reconstruction qui avait eu lieu en hiver, j'étais ravie parce que je pensais pouvoir faire la PAM juste avant l'été et m'offrir ainsi un décolleté que je pourrais oser montrer. Malheureusement, ça n'a pas été possible. Je n'ai pas eu de chance car ma cicatrice s'est infectée et il a fallu attendre qu'elle se guérisse. »

En outre, ce temps de latence entre la reconstruction du sein et la PAM conduit certaines patientes à faire face à la nudité de leur sein, vécu comme « une ébauche de sein ». Et pourquoi pas ? Ainsi, la PAM met au jour une certaine ambivalence et représente un enjeu qui n'est pas si simple à aborder pour la plupart d'entre elles.

> « Tout le temps où je suis restée sans aréole ni téton, j'ai regardé ce sein comme un étranger. Je me suis dit qu'avec la PAM, il retrouverait une apparence plus conforme à un vrai sein. Quand je l'ai fait, j'ai été très déçue. Je m'étais beaucoup illusionnée sur cette intervention. Trop. Je me suis retrouvée avec un sein presque plus insatisfaisant que le sein sans rien. Il m'a fallu du temps pour m'y faire. Des mois pour l'accepter. »

L'ultime geste

Si elle clôt effectivement un cycle lié au médical, la PAM ouvre néanmoins sur une période non sans inconnu et questionnements : en tant qu'ultime geste chirurgical, elle annule aussi l'espoir d'une amélioration. Certaines femmes nous ont livré cette angoisse face au résultat définitif de ce sein redessiné. Tout se passe comme si la PAM les confrontait à la vision définitive du sein reconstruit, ce sein-là, abouti, condamnant leur imaginaire qui, jusque-là, offrait l'avantage de permettre de rêver un sein plus conforme à ses désirs. Si la PAM signe le moment où la chirurgie ne peut s'approcher plus de l'image du sein rêvé, cette finition en couleurs et en relief vient pourtant confirmer le sein reconstruit tatoué de ce vêtement de la féminité.

Dans son propre regard, la patiente cherche constamment à reconstruire l'objet perdu. La nostalgie du sein d'avant résonne encore. Mais plus les patientes s'avancent dans cette quête sans fin, et plus, en réalité, l'objet perdu recule. La PAM ne représente-t-elle pas le nécessaire renoncement à cette quête ? S'achèverait alors avec elle la poursuite d'un sein idéalisé et forcément parfait ou tout simplement comme celui d'avant. Cette nostalgie résonne encore.

Une ambivalence émerge à nouveau avec tout ce que cela comporte : un certain soulagement de pouvoir investir le sein dans sa complétude, l'intégrer comme tel, tourner une page et, en arrière-plan, une évidente déception due à cette confrontation au réel. Oui, il y a bien quelque chose qui se clôt et qui, de surcroît, réveille la perte, mettant au jour un autre aspect du deuil. Cela transparaît clairement à travers le discours de ces femmes qui expriment, sous forme d'angoisses, cet inconnu de l'après.

Beaucoup de patientes semblent déboussolées à l'idée que tout ce qui a rythmé le temps de la maladie trouve un épilogue avec la PAM. Comble du paradoxe, puisqu'elles ne peuvent que s'en réjouir : la route commune parcourue avec le cancer depuis l'annonce diagnostique s'arrête là. Ce sentiment, le plus souvent incompris car irrationnel, est d'autant moins légitime pour les soignants et l'entourage qu'elles sont censées en avoir fini.

Pourtant, cette étape, parce qu'elle est centrée sur la restauration de la féminité qui a tant été mise à mal, réactive inévitablement cette pénible traversée.

« Maintenant que je suis presque dehors, je me rends compte de tout ce qui m'est arrivé, alors que quand j'étais dedans, à force de me battre, je ne me rendais pas vraiment compte. J'allais de rendez-vous en résultat, d'échéance en bilan. Aujourd'hui, je me sens en chute libre et, contrairement à ce que tout le monde me dit, je ne crois pas que la PAM va m'aider à me sentir mieux. D'ailleurs, personne ne comprend pourquoi je ne me précipite pas pour la faire. Ils ont comme l'impression que je ne veux pas en finir avec la maladie. »

Procéder à la PAM, c'est encore se confronter à la pluralité des protocoles. Il est nécessaire de faire un détour par les protocoles les plus couramment proposés pour bien comprendre la portée de ce qu'elle représente dans ce parcours entamé par la mastectomie.

De protocole en protocole

Il existe plusieurs techniques de reconstruction de l'aréole, dont tout d'abord celle par tatouage. C'est la technique la plus employée qui consiste à introduire dans le derme un pigment stérile pour recolorer la peau. Elle est réalisée en deux étapes. La couleur comporte l'inconvénient de ne pas se stabiliser dans le temps. Il faudra recommencer tous les cinq ans environ, mais la première fois surtout, un mois plus tard. Le tatouage nécessite parfois d'avoir à retoucher l'autre sein pour atteindre une couleur homogène sur les deux aréoles. Le choix de la couleur est déterminé en accord avec la patiente et certaines femmes en profitent pour dire ce qu'elles préfèrent : plus marron, plus rose ou entre les deux. Après cicatrisation, la poitrine retrouve son symbole de féminité, particulièrement devant un miroir.

« La PAM a été pour moi un moment assez étonnant à vrai dire ! Après tout ce que j'avais subi dans le bloc opératoire, j'ai vraiment apprécié pouvoir, pour une fois, donner mon avis ! C'était presque surréaliste cette scène quand j'y pense ! J'ai même osé demander quelque chose ! J'ai la peau assez blanche et mes aréoles sont rosées. J'ai demandé si on pouvait me les foncer. Ce qui n'a posé aucun problème. Je me suis rendu compte que j'avais envie qu'on puisse les deviner sous des tee-shirts blancs. »

Quant à la reconstruction du mamelon, plusieurs techniques sont, là encore, envisageables. La greffe dite controlatérale représente la technique de choix, si le mamelon est suffisamment généreux. Autrement dit, pour mieux comprendre, cela consiste à couper la moitié du téton de l'autre sein et à le greffer sur le sein reconstruit. Le sein non atteint va donc l'être ! Il va lui aussi être touché, son téton sera bel et bien réduit de moitié. Lorsque le mamelon n'est pas suffisant, des prélèvements sont, comme pour l'aréole, possibles au niveau du pli inguinal près des grandes lèvres du sexe. La peau de cette région étant presque de couleur similaire à celle de l'aréole. Ces zones ne sont pas non plus anodines quant à la problématique du féminin !

Mamelon ou téton ?

Dans les cabinets médicaux, on ne parle jamais du téton, le terme employé est toujours mamelon. Or les patientes sont dans la confusion car ce n'est pas celui qu'elles utilisent communément. Serait-ce parce que dans téton, il y a téter et qu'utiliser ce mot renvoie nécessairement au sein maternel ? Il renvoie également au registre de l'érotique, ne l'oublions pas. Le prononcer reviendrait à rappeler la double fonction du sein nourricière et sexuelle, communément clivée.

Une grande marque de soutiens-gorge ne s'y est pas trompée et n'a pas hésité à créer et commercialiser un article avec téton intégré ! C'est dire si, au niveau de l'image et de la fantasmatique du sein, ce détail du téton est d'une haute importance dans la mise en scène de la séduction et dans l'érogénéité du sein.

« Concernant la greffe de l'aréole, j'ai eu une greffe à partir d'un prélèvement à l'aine et la couleur est vraiment quasi identique à l'autre. Elle ne se modifie pas avec le temps et, comme l'avait dit le chirurgien, nul besoin d'un tatouage. Par contre le téton, greffé à partir de la moitié de l'autre mamelon, s'est assez vite aplati hélas, ce qui est gênant si un sous-vêtement est un peu proche du corps car on devine l'un alors que l'autre est totalement invisible sous le tissu. »

Au-delà de la séduction, on ne peut négliger ce que représente pour toute femme cette zone érogène. Après la mastectomie et la PAM, on n'avertit pas assez les patientes qu'elles perdront toute sensibilité sur le sein reconstruit évidemment, mais également momentanément sur l'autre sein. Dans tous les cas, ni l'aréole ni le téton ne pourront plus se contracter, supprimant ainsi une des sources du plaisir féminin. Ce dont s'inquiétait bien légitimement une patiente auprès de sa gynécologue qui lui a répondu avec honnêteté : « On ne peut quand même pas annoncer toutes les pertes en même temps ! »

C'est précisément parce que cela vient s'ajouter à une longue série d'épreuves vécues comme autant de pertes qu'on ne peut considérer cette opération comme sans importance.

Une petite opération de rien du tout

Beaucoup de femmes se plaignent d'une information délivrée succinctement, surtout sur l'avenir de la sensibilité du mamelon controlatéral. L'autre sein va être, à sa manière, agressé lui aussi par ce cancer dont on croyait s'être débarrassé avec la mastectomie. Cette atteinte du téton sain réveille le regard sur ce féminin maculé.

Cette petite opération de rien du tout, au regard du

reste, est présentée comme un geste banal. Pourtant, les patientes s'en inquiètent, comme si cette formalité résumait en accéléré toutes les étapes du cancer et de la violence de son traitement. Cela pointe la maladresse du discours médical qui en parle comme si c'était une opération anecdotique, avec la justification qu'elle a lieu le plus souvent sous anesthésie locale donc censée garantir l'absence de complications postchirurgicales. « Après tout ce que vous avez subi, madame, ce n'est absolument rien ! » Ou encore : « Je ne comprends vraiment pas pourquoi vous vous angoissez pour si peu ! »

Certes, ce n'est effectivement pas grand-chose d'un strict point de vue technique, mais sur le plan psychologique, c'est un petit rien où s'engouffre tout à coup, sans crier gare, le trauma de la mastectomie et des atteintes répétées au corps féminin ! Et les protocoles d'autogreffes viennent interroger violemment les patientes, tout simplement parce qu'ils imposent de nouveau l'agression d'une partie du corps féminin pour en restaurer une autre ! Enlever ici pour mettre là ne va pas sans poser problème, nous l'avons déjà vu. À ce stade de la reconstruction, les femmes sont loin d'être préparées à entrer de nouveau dans l'univers du corps recomposé, même si, et surtout, c'est pour la bonne cause, nous en conviendrons !

Il va sans dire que ce sont elles les premières demandeuses et que la médecine leur apporte des solutions adaptées à leur désir. Mais l'instrumentalisation d'autres parties du corps, telles qu'un prélèvement de peau au plus près de la région pubienne ou la moitié de l'aréole du sein vivant, doit-elle pour autant forcément conduire à une banalisation de zones corporelles si particulières ? Ces petits morceaux de peau sont tout de même des parties non négligeables des attributs du féminin ! La proposition de ces protocoles déclenche donc, à juste titre, un vrai choc chez certaines patientes.

« Je n'avais même pas imaginé qu'on pouvait me prendre un morceau là. Je n'étais pas bien du tout. La mastectomie, ce n'était pas suffisant, il me fallait encore subir ça. J'avais lu sur les forums que ce n'était pas évident. Certaines femmes étaient gênées par l'élastique du slip qui frottait sur la cicatrisation et d'autres se plaignaient du côté pas vraiment esthétique de voir pousser des poils pubiens sur le sein au bout d'un certain temps. Vrai ou faux, réalité ou rumeur, j'ai pris mon courage à deux mains et j'ai posé mes questions au chirurgien. J'ai été soufflée par sa réponse : “Madame, c'est le protocole le plus proche du naturel et pour quelques poils, il n'y a pas de quoi s'affoler. Cela n'est pas vraiment un problème, il suffit d'une bonne pince à épiler. D'ailleurs, c'est ce que je montre à chaque fois qu'une de mes patientes me pose la question ; je lui explique qu'il n'y a aucun risque que la greffe s'arrache, il suffit de tirer sur le poil comme dans n'importe quelle autre épilation.” À la vue de la pince à épiler, ça m'a proprement dégoûtée d'avoir à faire ça régulièrement et j'ai refusé. J'ai donc préféré le tatouage. »

À nouveau, il ne s'agit pas de dénier la performance en termes de résultat que permettent ces protocoles. Mais ce qui apparaît comme quelques désagréments mineurs prend une tout autre tournure aux oreilles des patientes. Car celles-ci mesurent toujours, à la lueur de leur histoire de femme, le retentissement de ce prélèvement sur ce lieu de l'intime. Tant que les propos des chirurgiens s'enracineront dans une vision externe du corps, leur regard sera toujours sous le sceau de l'externalité, donc du côté de l'objet et non du sujet de la chair. C'est une condition primordiale pour que les patientes puissent s'en saisir sans provoquer des sensations de rejet que l'on observe lorsque les protocoles ont été décidés à la va-vite sans tenir compte de leur cheminement personnel.

Par ailleurs, si la période avant cette ultime opération a permis un ajustement du regard de la patiente sur son corps, la PAM vient déstructurer ces repères et, par là même, déstabiliser le regard de certaines femmes. Elle impose de fait une image du sein ayant pour conséquence un bouleversement de plus. La PAM signe encore et de nouveau une rupture. La lassitude due à l'accumulation de ces atteintes qui se répètent depuis l'annonce diagnostique fait de cet acte supplémentaire un regard de plus à gérer.

Le retour de la symétrie

Enfin, la PAM aide à retrouver ce semblant de symétrie entre les deux seins. La réapparition de cette soudaine symétrie rappellera aux femmes quelque temps encore l'épreuve de ce sein reconstruit, mémoire de la perte qu'on voudrait certains jours pouvoir oublier.

Une jeune femme a raconté combien ce sein « aveugle » symbolisait la mastectomie, à l'instar des cicatrices, et qu'elle rêvait de la PAM comme la fin de ce faux sein. Ce sein à nu avait quasiment le même statut que la cicatrice. D'ailleurs, il lui imposait une exigence de pudeur qu'elle supportait difficilement. Comme lorsqu'elle se rendait au hammam avec ses amies et qu'elle se devait de devancer leur regard forcément inquisiteur. Depuis la PAM, elle peut se montrer seins nus avec moins de gêne et ne plus se cacher sous prétexte de ne pas choquer le regard de l'autre. Cette intervention lui a donné une liberté qui, selon ses propres paroles, lui permet enfin de penser son sein reconstruit comme un vrai sein.

« Après la reconstruction, j'ai dû attendre l'aval de mon chirurgien pour songer à la PAM. Il souhaitait que les tissus reprennent tranquillement leur forme, qu'ils retombent un peu, que mon poids soit stabilisé après quelques mois d'hormonothérapie. Cela m'a pris plus d'un an. Pendant toute cette période, c'est comme si j'avais une forme non aboutie, une masse de chair, un visage sans yeux. Je supportais difficilement de me déshabiller devant mon mari et de me mettre en maillot de bain et je suis devenue extrêmement pudique. Au hammam, je n'aurais jamais osé enlever mon soutien-gorge car je savais d'avance que mon sein attirerait tous les regards ! Alors que depuis que j'ai fait le tatouage, je me sens à l'aise, mon sein peut même passer inaperçu. Je retrouve enfin une poitrine et la vision de mon sein sans rien ne m'entrave plus. Je n'en ai plus honte et je peux enfin le considérer comme un vrai sein ! »

Ou encore ce malaise, souvent évoqué par les patientes, à l'arrivée des beaux jours, de la symétrie d'un sein qui pointe alors que l'autre pas. C'est comme si, aux yeux de tous, ce détail affichait le visible du leurre. Ainsi, le sein reconstruit, à découvert, ne pourrait plus assurer cette protection face aux regards qui s'étonneraient de cette différence anatomique.

« Quand j'ai dû acheter un maillot de bain pour les vacances, ça a été difficile. Je regardais tous les modèles. Je ne savais pas lequel choisir. Ils me paraissaient tous si dénudés. Je n'avais pas envie de me montrer sur la plage mais je me suis demandé comment j'allais pouvoir expliquer ça à mes enfants. J'ai même pensé à ne pas me baigner pour qu'on ne puisse pas remarquer la différence entre les deux seins. J'avais l'impression que tout le monde sur la plage saurait ce qui m'était arrivé. On avait beau me dire que c'était ridicule, j'y pensais régulièrement. J'ai trouvé un maillot avec un soutien-gorge renforcé par de la mousse. J'ai eu l'idée de mouiller mon maillot de bain et de me regarder dans la glace pour voir si on voyait à travers le tissu que je n'avais pas de téton. Rien ne se voyait. Vous pouvez comprendre que lorsque j'ai pu enfin finir ma reconstruction, ne plus me préoccuper de tout cela, je me suis sentie beaucoup mieux dans ma peau. »

Le manque de relief du sein reconstruit vient déranger cette femme qui pense que tout le monde devine sous le vêtement son sein sans téton. Finaliser la reconstruction du sein par la mise en valeur, non seulement de son volume mais aussi de son relief, appose le symbole de la féminité et donc, conforte la femme dans la sienne !

Le regard sur soi réinvestit alors la poitrine, prenant de la distance avec l'asymétrie qu'imposait le sein reconstruit. Pouvoir prononcer ce terme même de poitrine, c'est renouer avec le féminin dans son ensemble et non plus se focaliser sur l'aspect de la prothèse mammaire.

La PAM propulse dans un regard où le sein a l'air vrai. Même si la patiente, dans sa vérité, sait pertinemment ce que ce trompe-l'œil contient comme limite, une insensibilité lors du toucher et en particulier dans l'acte amoureux. Elle sait aussi, au fond d'elle-même, que cet heureux épilogue, atténue la trace cicatricielle de la maladie, mais en aucun cas n'efface la perte du sein et son corollaire, la perte de la sensation érogène. Confrontation qui vient heurter, une fois de plus, l'imaginaire, une perte de sensation qui fait obstacle à tout ce qu'elle envisageait retrouver avec la PAM venant jouer du côté d'un réel, forcément insatisfaisant et décevant.

Ce qui peut être violent et mal vécu dans la PAM a justement à voir avec cela. Pourquoi ? Parce qu'il y a toujours un danger à être mis face à un corps dans sa dimension strictement organique et en trop grand décalage avec le corps imaginaire.

« Je ne comprends pas, je me sens moins bien maintenant avec ce téton sur le sein, qu'avec mon sein sans rien. Je trouve que le rond du mamelon est presque trop parfait, trop symétrique, et bien trop lisse par rapport à l'autre sein. Je ne supporte finalement pas ce tatouage qui fait toc ! »

Nous avons compris, à travers les propos de cette femme, combien l'aspect de ce sein même embelli d'un mamelon reconstruit était, de fait, très loin du sein qu'elle s'était imaginé. Mais il faut entendre derrière sa plainte la nostalgie du sein perdu, le résultat en est forcément décevant. Parce que si c'est le sein perdu qui est attendu, malheureusement, aucune intervention chirurgicale n'a ce pouvoir de le faire revenir.

« Après avoir attendu trois mois pour faire la PAM et me dire tous les jours qu'après ce serait mieux, il m'a fallu un certain temps pour admettre qu'on ne pourrait pas aller plus loin dans la similitude. Point barre ! Ça ne me servait à rien de comparer mes seins, celui d'avant et celui d'après, celui reconstruit avec celui qui n'avait pas été touché. De toute façon, ils étaient incomparables et même avec la reconstruction du mamelon-téton, c'était impossible de retrouver mon sein indemne. Même si c'était la dernière ligne droite et que j'en attendais beaucoup, je sais finalement qu'avoir accepté cette déception m'a aidée à faire le deuil pour de vrai. »

Mais les femmes sont loin de tenir un discours unique sur la PAM. D'autres, au contraire, la vivent comme une renaissance presque immédiate.

Une renaissance ?

Des patientes parlent de ce moment comme d'une véritable renaissance. Nous nous sommes interrogées sur le sens de ce terme, la nature du sentiment qu'il exprime. Tel le Phénix qui renaît de ses cendres, qu'est-ce qui est mort, qu'est ce qui se termine et qu'est-ce qui renaît au juste ? Pour renaître, il faut avoir été mort, n'est-ce pas ? Ce n'est pas un défaut de langage lorsque les patientes parlent de renaissance plutôt que de naissance. Le risque de mort a bel et bien été réel, précipitant le sujet dans un corps inerte. Inanimé.

Tout cela renvoie à la question de ce qui a été perdu avec le sein, mais aussi de ce qui peut renaître de cette perte ! Car il y a presque heureusement toujours une compensation à la perte, même si aucune femme ne pourra d'avance en connaître la nature et la forme. Nous l'avons dit, seul le processus du deuil viendra y répondre et ce, à titre individuel et singulier. Parce qu'elle s'inscrit dans le processus de reconstruction mammaire, la PAM a, elle aussi, tout à fait sa place dans le processus de deuil.

Elle ouvre sur de possibles retrouvailles entre ces deux corps si intriqués, le corps biologique et le corps érogène. Elle représente un instant clé qui fabrique le sentiment d'intégrité féminine. Cette longue maladie a fait taire, il est vrai pour un temps, le corps symbolique.

> « Quand je suis sortie de la reconstruction immédiate, je vacillais, peu sûre de ce corps dont je me sentais dépossédée. Ce sein n'était pas encore tout à fait une partie de moi ! Il m'en a fallu du temps et de l'attention pour le réintégrer. Quelle forte sensation m'a traversée quand j'ai vu naître sur mon sein un téton, grâce à l'autre d'ailleurs ! Ça peut vous paraître fou, mais ça m'a beaucoup aidée de me dire que mon sein droit venait au secours du gauche pour lui fournir la moitié du mamelon. On m'a présenté un miroir dans lequel j'ai été saisie tout à coup de l'image d'une femme à laquelle j'étais prête à ressembler ! Ce fut presque instantané, un sentiment de renaissance auquel je ne me serais jamais attendue. »

Renaissance parce que pour ces femmes, c'est comme si le corps inanimé imposé par la maladie reprenait vie, reprenait son souffle. Cette métaphore interprète un passage subtil et inconscient à l'animé, une passerelle possible de la chair au charnel. Or le caractère animé ou inanimé découle de la capacité d'investissement du sein reconstruit. La reconstruction plastique en elle-même ne suffit pas. Il s'agit bien ici, enfin, de sentir et de vivre ce sein reconstruit, pas forcément comme rappel de la perte du sein.

« Je suis à bout. Je suis arrivée au bout. Un an de combat ! Cela suffit. Oui, le mamelon-téton n'est pas vraiment symétrique à l'autre, mais je m'en fous. J'estime avoir obtenu 80 % du résultat que je désirais avant l'ablation. Ces 20 %, je les lâche, je les donne au cancer, tant pis ! Mes seins maintenant sont symétrisés en moi. Sous un T-shirt moulant pointent mes deux tétons. Je peux enfin m'arrêter, me poser, me reposer et surtout m'aimer comme cela ! »

À l'issue de cette dernière étape de la reconstruction mammaire, de ce cheminement dans les méandres du travail de deuil, reste un point, non moins crucial en termes de regard : le regard de l'autre.

L'autre, l'intime, le proche qui a accompagné la femme malade tout au long de ce difficile parcours dans sa fragilité et ses peurs. Il a été là, entourant et protégeant chacune des différentes phases de la maladie. Des émotions pudiquement gardées sous silence ont sans doute marqué sa vie d'homme. Il aura, lui aussi, à traverser doutes et questionnements, comme autant d'embûches que le cancer aura encore semées sur la route du couple. La fin des traitements le laisse souvent désemparé et démuni dans cette confrontation avec son propre regard sur l'être aimé.

8

Le regard de l'autre

« La dermatologue me rassure : "Ce n'est rien du tout. Ne vous inquiétez pas. Juste un eczéma postopératoire. Cela va disparaître avec le temps. C'est certainement une réaction psychosomatique à ce que vous venez de subir. Vous savez, j'ai plein de patientes comme vous dans ma clientèle. C'est terrible cette maladie quand ça arrive à une femme mais c'est aussi un choc pour le mari. Et, si vous me permettez de vous donner un petit conseil, ne vous promenez surtout pas toute nue devant lui, cela pourrait le choquer. Un homme, c'est sensible devant la maladie. Aujourd'hui, il existe plein de ravissants caracos ou de jolies nuisettes. Lui, il n'y verra que du feu. Et comme ça, vous protégez votre couple !"

De confidence en confidence, je n'ose pas répondre que me cacher ne m'a jamais traversé la tête. Ni avant ni après cette épreuve du cancer du sein. J'ai accompagné pas à pas mon corps meurtri sans rien changer à la façon de m'habiller. Ni le jour ni la nuit. Je n'ai jamais cru que l'enjeu de ma reconstruction dépendait de ce type de stratégie. Je ne suis pas dans la séduction mais je n'ai jamais douté d'être séduisante et le regard de l'autre me le confirme jour après jour. »

Quitter cette période ciblée sur le cancer, se rencontrer autrement qu'autour de la maladie, c'est pouvoir de nouveau partager avec l'autre, le compagnon de vie, un cheminement commun, un ressenti à deux.

Le danger passé, les traces de son retentissement demeurent, sachant qu'il ne suffit pas que les traitements s'arrêtent pour que l'angoisse retombe ! L'après-cancer ouvre la possibilité de reprendre à nouveau le fil de cette histoire singulière entre un homme et une femme pour le meilleur et pour le pire. Ce moment de retrouvailles est alors porté par le jeu des regards, des mots intimes qu'on dépose avec tendresse au creux des bras de l'autre.

Il ne s'agira pas ici de répondre, de manière exhaustive, à cette immense question : comment les couples traversent-ils cette épreuve de la reconstruction mammaire ? Certes, le cancer et ses douloureuses répercussions restent traumatisants, et cela vient toujours d'une manière ou d'une autre faire effraction dans le couple, comme chez l'individu. Mais l'ériger en cause majeure et unique de tout ce qui affectera ensuite le couple nous paraît surdimensionné.

Il est vrai, néanmoins, que de nombreux témoignages laissent perler des difficultés propres à cette période de l'après, qui apparaissent comme de véritables lignes de rupture. Mais pour certains couples, ces lignes de faille seront d'autant plus saillantes qu'elles viendront accentuer une relation déjà au préalable précaire. Tandis que pour d'autres, cela sera plus mitigé et le temps dira comment ils résisteront à cette ambivalence. Pour d'autres encore, cette épreuve viendra consolider et renforcer la force du lien amoureux. La conscience de la survivance et la possibilité de mesurer le bonheur de poursuivre cette vie à deux sont vécues comme une réelle ressource dans laquelle ils puisent la jouissance du présent.

La parole au masculin

Il nous a semblé important d'être attentif au rôle du compagnon dans cette épreuve, de lui donner la parole sur son ressenti. Durant la prise en charge médicale, et face à la violence de l'annonce et des traitements, le compagnon du quotidien aura cherché à protéger sa femme, fragilisée dans ce combat pour conserver la vie. Il l'aura entourée de sa patience, de son attention et de ses gestes réconfortants. Il se sera pleinement investi dans cette mission de consoler, rassurer. Par là même, il aura accompagné et, en quelque sorte, protégé son couple. Mais, tous peuvent dire à quel point ils ont souffert de voir leur femme si atteinte dans sa féminité. Ils expriment simultanément qu'ils les ont pudiquement préservées quant à leur propre souffrance. Beaucoup d'entre eux nous l'ont évoquée comme indécente en regard de ce que leur compagne endurait.

Cet homme nous en parle : « Bien entendu qu'on se sent désarmé face à ce combat contre le cancer. C'était son combat, c'était elle qui souffrait et moi, à ses côtés, je ne savais pas comment en faire le nôtre. C'est en l'accompagnant chaque fois qu'elle avait peur, en la consolant chaque fois qu'elle n'y croyait plus que j'ai compris que je pouvais lui communiquer ma force, mon espoir, mon amour. Être présent comme un homme qui l'aime et le lui rappeler quand elle l'oubliait, obnubilée par sa maladie. Je me suis battu pour que le cancer n'envahisse pas notre vie de couple, ne parasite pas mon désir. Maintenant, je suis conscient de tout l'amour qu'il y a entre nous, le cancer n'a fait que le renforcer et je sais que tout peut basculer du jour au lendemain. Que je peux la perdre. »

Si ce parcours accidenté s'achève enfin, il convient à présent de remettre le cancer à sa place ! Mais cette possibilité de se retrouver dans l'intimité d'un couple s'avère ne pas aller de soi.

Anne l'exprime ainsi : « Je ne pouvais plus supporter qu'on me touche. Cela faisait des mois que mes seins étaient palpés par les médecins, qu'ils supportaient examens sur examens. Et pour finir, l'ablation. Même avec une reconstruction immédiate, ma poitrine était devenue une zone interdite. Je n'avais plus envie d'aimer avec ce corps-là. Faire l'amour, ne m'en parlez pas. Plus de libido. Le calme plat. J'ai reçu beaucoup de tendresse de la part de mon mari pendant cette période et pas un reproche. Il avait bien compris, sans que je le lui dise, que je pouvais difficilement aller plus loin. Comme si, après l'intervention, j'avais mis mon féminin de côté. Mon mari et moi, nous en parlions beaucoup et il a su me rassurer. Il m'a fait comprendre combien il avait eu peur de me perdre et souvent, en riant, il me disait que s'il fallait passer devant le maire à nouveau, il n'hésiterait pas un seul instant. Le fait que je survive à cette maladie n'avait pas de prix pour lui. Il m'a fallu beaucoup de temps pour accepter son amour tant je me sentais peu femme, mais, un jour j'ai pris conscience que c'était moi qui me refusais à la vie et à notre amour. »

Si certains couples comme celui-ci semblent en ressortir plus forts, pourquoi les hommes et les femmes nous font-ils part d'une transition si délicate à opérer à l'issue de la reconstruction mammaire ? Sans nul doute parce que ces retrouvailles ne se tricotent pas seulement avec le fil de l'amour, mais également avec celui du désir. Or aimer ne peut se confondre avec désirer. Et c'est bien la question du désir, comme nous allons le voir, qui semble ici au cœur des difficultés rencontrées dans le couple, ainsi que du côté de chacun de ses protagonistes.

Il est impossible de croire que la reconstruction mammaire, avec tout ce qu'elle a impliqué dans le sentiment de féminité, ne vient pas interférer dans cette relation au désir. Pour les femmes, la question sera de se sentir désirables, et, si elles le sont aux yeux de leur compagnon, de l'accepter pour que le jeu de la séduction et de la sexualité puisse reprendre son cours.

La séduction dans le couple

La séduction détient une place majeure dans le ciment du couple, elle y est constamment à l'œuvre, au-delà de son acception purement frivole et superficielle, car elle vient parler du sentiment narcissique de chacun. Séduire, c'est entendre chez l'autre cette intime partie de soi se révélant à la lueur de son regard. Et, dans le couple, continuer de séduire, d'être séduisante et séduite à la fois, c'est une façon de garantir la prégnance de l'amour et, par là même, de se rassurer sur sa permanence.

La séduction, à la source de notre construction psychique, cimente le narcissisme de l'individu. En ce sens, l'autre est supposé nous garantir son amour et sa fiabilité. Ainsi, dans notre histoire de sujets, nous sommes fabriqués par les mots de l'autre, ses gestes, son toucher, son regard. Le rapport de séduction, avant même d'être lié à la sexualité, initie toute forme de relation à l'autre. Il est déjà présent chez le petit enfant qui cherche à plaire à l'adulte, le parent dont il dépend affectivement. Il n'y a pas plus grande détresse pour un enfant de sentir, qu'en dépit de tous ses efforts, il n'a pas su amadouer et séduire le regard parental. Il n'a de cesse de vouloir s'y voir, s'y accrocher et c'est par ce regard croisé de l'adulte et de l'enfant que le sentiment d'estime de soi naît. Il s'agit donc d'un regard, quand tout se passe bien, que l'on peut qualifier de constructif. À l'inverse, le regard de l'autre, lorsqu'il s'avère manquant devient alors synonyme d'abandon et de désamour. La relation de couple, comme toute relation à l'autre, découlera de cette trame relationnelle initiée pendant la petite enfance.

À la sortie d'une reconstruction immédiate, les femmes ne se sentent pas tout de suite, et parfois pour longtemps, en mesure de retrouver leur potentiel de séduction. Le bouleversement physique et psychologique qu'elle représente ne leur permet pas de savourer le plaisir d'une relation intime avec l'autre, ni avec elle-même d'ailleurs, tant leur corps est frappé d'étrangeté. Si l'après-cancer permet de le vivre autrement que dans la peur, la fatigue ou la douleur et inaugure un chemin quelque peu oublié, le corps charnel s'est comme absenté. Renouer avec son désir, se laisser toucher par le désir de l'autre détermine ce temps de l'après. Le corps amoureux, contraint par la maladie, s'est le plus souvent esquivé face aux traitements devenus seuls maîtres du jeu.

L'esquive de l'autre

Si certains hommes affirment la constance de leur désir pour leurs compagnes, s'ils ont su préserver ce regard d'amour et de sensualité, encore faut-il que celles-ci puissent l'entendre et le croire ! Ils n'ont jamais douté de rester présents. Ni avant ni après ! Ce doute est alors perçu comme si la femme, en se libérant de la maladie, ressentait le besoin de se défaire du témoin le plus proche, représentant d'une mémoire intolérable de cette période traumatique.

Jean en témoigne : « Elle m'a quittée parce qu'elle avait honte de son corps. Je ne cessais pourtant de lui dire que je l'aimais pour ce qu'elle était, comme elle était. Et je peux vous assurer que je la désirais ! Mais cela ne servait à rien, elle n'avait plus confiance en elle et un jour, cela m'est retombé dessus, elle n'avait plus confiance en moi. Elle m'a confié qu'elle voudrait refaire sa vie avec un autre homme parce que je lui rappelais sans cesse la femme qu'elle était avant ce cancer du sein. Au moins l'autre, comme elle disait, ne la connaîtrait que comme ça ! »

Comment ne pas fuir ce regard de l'autre qui a été témoin de la dégradation et lui faire confiance ? Dans ce vacillement narcissique provoqué par la transformation corporelle et l'apparition de ce sentiment dévastateur que le corps peut à tout moment trahir, l'autre ne peut pas faire exister sa compagne en tant que femme si celle-ci, atteinte dans sa féminité, ne se fait pas exister elle-même dans son propre regard. C'est la permanence d'un regard sur soi bienveillant, porteur, donc narcissisant, qui permet de traverser les épreuves de la vie et de faire accéder le sujet au sentiment de continuité d'existence.

« C'est un combat entre moi et moi. J'attends de lui qu'il me fasse exister comme femme et quand il le fait, je ne le supporte pas car je n'y crois pas, je ne me sens pas du tout rassurée et cela ne dure pas. Je me sens perdue. »

La femme, en souffrance, attribue au regard de l'autre sa propre négativité, par le biais d'un mécanisme psychique que l'on appelle la projection. Projeter, c'est voir en l'autre ce qu'il est impossible de reconnaître comme un trait de soi-même, mais c'est d'autant plus visible chez l'autre que cela touche un point de soi sensible et important. Derrière cette projection, s'ouvre la brèche de l'infâme de la mutilation et de ce qu'elle questionne. En réalité, les questions qu'elle pose à son compagnon lui sont destinées en premier lieu. « Que va-t-il ressentir ? » dissimule « que vais-je ressentir ? » Et encore « cela va-t-il le dégoûter ? » est une question d'autant plus inquiétante que la patiente sera elle-même dans une aversion de son propre corps.

Une intimité en souffrance

Si la mastectomie a été l'unique moyen d'échapper au cancer, l'étape suivante consistera à reprendre confiance en soi pour vivre une intimité non menaçante. Or la patiente souffre justement d'avoir à partager une intimité avec l'autre alors qu'elle ne l'a même pas encore acquise pour elle-même. La transformation corporelle qu'elle subit est une déchirure où elle chute dans son image. En effet, elle ne fait pas corps avec ce sein et par conséquent, se sent comme annulée dans les yeux de l'autre en tant que femme. Le regard de l'autre lui renvoie alors la solitude d'un féminin en détresse. Tout se passe comme si la maladie avait asséché la croyance en le lien amoureux. Certaines femmes ont alors comme déserté ce lieu de l'autre. Entendons plutôt qu'elles ont perdu toute confiance en elles et en la relation avec l'autre. Leur angoisse se traduit donc ainsi assez simplement : est-ce que notre couple va survivre à ce cancer du sein ?

La femme ne se reconnaît pas dans ce reflet que lui impose son image. Son corps a été l'auteur d'une trahison sans nom. Réapprendre à lui faire confiance et à l'aimer représente les tenants et les aboutissants d'une ouverture sur son désir et le désir de l'autre. Un doute permanent la tenaille et fragilise son regard. La carte du corps charnel est comme brouillée, ses repères estompés. La courbe et le volume du sein reconstruit affichent, il est vrai, une ambiance de féminité mais n'apportent pas de réponse aux questions suivantes si légitimes :

Suis-je encore une femme désirable ? Comment l'être aimé va-t-il réagir à la transformation de mon corps ? Reste-t-il avec moi par pitié ? Toutes ces questions en dissimulent en réalité une autre, essentielle et centrale, qui répond à l'angoisse de l'ablation, du manque qu'elle a créé et du doute qu'elle génère : va-t-il me quitter pour une autre ? Or il est assez clair que cette autre n'est pas simplement jalousée en tant qu'autre femme, mais en ce qu'elle symbolise celle qui n'a rien perdu, en l'occurrence son sein.

> Jeanne nous confie cette période de doutes : « Sa tendresse, son amour m'ont redonné confiance. Pendant cette période de la reconstruction de mon sein, je me suis sentie perdue. Quand je doutais de mon corps, de moi, je sentais son regard qui me soutenait. Je m'y accrochais chaque fois que je me sentais trébucher. Pourtant, j'ai cru que nous ne nous en sortirions jamais. Notre couple, je n'y croyais plus. Le cancer m'avait pris mon sein, la logique des choses aurait voulu qu'ensuite, je perde mon mari. J'ai compris au bout d'un certain temps que cette logique-là, c'était celle de la maladie quand vous ne croyez plus à rien, que vous avez le sentiment de tout perdre. J'ai été même jusqu'à imaginer qu'il désirait les seins des autres femmes ! Mais cet homme, il était près de moi, avec moi et il n'arrêtait pas de me dire qu'il n'allait pas me quitter. Je ne voulais pas le croire mais ce que je ne voulais pas croire, c'est que l'amour de cet homme était plus fort que la maladie. »

Ainsi, le regard de l'autre anime une partie intime de notre être. Cela est encore plus vrai en période de fragilité où nous sommes particulièrement en quête de lire dans ses yeux la preuve qu'il nous aime et nous désire.

L'après-cancer va être un moment où les femmes s'interrogent légitimement sur la nature du désir de celui qui est à leurs côtés. Elles ont toutes entendu ces histoires de couples qui n'ont pu résister au choc dévastateur du cancer ou, à l'inverse, combien il avait renforcé leur relation amoureuse d'une façon inattendue.

Le déclin de la confiance en l'autre

Au fil du temps, la confiance en son corps retrouvée, dévoile le désir de se laisser caresser par ce regard de l'autre. La chair se dénude en privé, se jouant alors d'une lecture rivée à des critères purement esthétiques. En revanche, si la femme se fige dans un regard persécuteur où son sein à l'abandon n'est perçu qu'à la lueur d'un objet dévasté, comment peut-elle accepter que le regard de l'autre soit aimant, bienveillant et désirant ? Si l'entaille cicatricielle est bel et bien présente, la patiente devra nécessairement retrouver une image d'elle-même préjugeant de son potentiel de séduction. L'enjeu n'est-il pas de séduire son propre regard pour ensuite ne plus douter de séduire celui de l'autre ?

Jean nous raconte cette difficile période : « Cela a été très difficile pour moi. Je ne m'y attendais pas. Je croyais un peu naïvement qu'après ce cauchemar de la maladie, on en aurait fini. C'est là que j'ai compris à quel point le cancer avait bousillé notre vie de couple. Je ne dis pas que notre couple était parfait mais cela a révélé beaucoup de choses. Elle a commencé à devenir jalouse. Elle complexait terriblement sur son apparence, alors que moi, je n'y attachais pas beaucoup d'importance. Je trouvais que sa reconstruction était réussie mais j'avais beau le lui dire et le lui redire, elle ne me croyait pas et je ne savais plus quoi faire pour la convaincre. »

La femme, habitée par l'image d'un féminin meurtri, ne peut que fuir cet amour de l'autre qui semble comme l'offenser dans ce qu'elle refuse d'elle-même. Ce sentiment d'être prisonnière d'un corps auquel elle ne peut se soustraire et qu'elle méprise se répercute fatalement sur la relation à deux. Le sein reconstruit fait alors barrage à l'intimité, à la rencontre amoureuse. La femme supporte ainsi difficilement toute parole de son compagnon qui n'irait pas dans ce sens, le sens du dégoût et du mépris face à son corps transformé et non encore réinvesti dans un féminin ayant grâce à ses yeux.

> « Je suis le mari d'une femme qui a subi une mastectomie ! J'ai donc vécu en solitaire les angoisses de celui qui l'accompagne au quotidien face à cette épreuve. Je suis bien conscient que ce n'est pas moi qui ai subi cette mutilation. Je suis là, mais je ne suis pas elle ! L'amour et le désir sont toujours présents, mais je m'interroge parfois. Ce qui m'est insupportable, et je n'ose le lui dire, c'est qu'elle ait si honte de son corps et donc qu'elle ne puisse croire à mon amour. Par exemple, c'est terrible pour moi quand elle pleure dans mes bras en me demandant comment je peux désirer un corps comme le sien et aimer une femme qui n'en est plus une ? Comme si elle avait perdu tout pouvoir de séduction avec son sein. Ça n'a tellement pas de sens pour moi. »

Or la relation de couple repose en partie aussi sur un jeu de séduction qui, s'il fait défaut trop longtemps, risque irrémédiablement de faire péricliter le désir dans le couple. En particulier, il est essentiel dans la sexualité. Et que serait la sexualité si elle n'était pas le moment où les corps se dévoilent ? La sexualité en particulier dans ce qu'elle engage de mise à nu des partenaires sera pour certaines un passage difficile, une confrontation à ce regard non apprivoisé sur leur corps. Se mettre nue, c'est accepter le regard de l'autre et le sien sur cette scène de l'intimité.

Se montrer à son partenaire amoureux est une épreuve qui relance le doute quant aux attributs de la féminité. Combien de femmes dans nos consultations se sont inquiétées de capter dans le regard de l'autre cette rupture du désir. Ces patientes restent figées dans le moment traumatique de la mastectomie symbolisé par une ligne de temps qui trace une frontière entre un avant et un après. Elles doutent alors que leur compagnon outrepasse cette frontière temporelle, ne l'ayant pas elles-mêmes dissoute. Alors que si elles sentent le désir de l'autre sur elles en tant que femmes, au-delà du sein perdu, elles pourront entendre la permanence du désir de leur partenaire.

> « Je suis très angoissée à l'idée de me montrer, même et surtout à mon mari. J'ai peur de son regard et je m'angoisse à l'idée qu'il ne veuille pas me toucher et mon sein reconstruit en particulier. J'ai la hantise de ne plus être pour lui une femme, sa femme. »

De l'accompagnant au compagnon

Selon de nombreux témoignages, il semble que pour que le couple franchisse ces difficiles étapes, il soit fondamental que celui qui a été l'accompagnant de la maladie au quotidien puisse se glisser de nouveau dans la peau du partenaire amoureux, du compagnon. Ainsi, celui qui aura su rassurer et consoler le corps malade laissera place à celui qui saura désirer, non seulement sa femme dans ce qu'il a connu d'elle et ce qu'elle est, mais encore plus subtilement, désirer le sein reconstruit. Ce remaniement du désir suppose avant tout un réajustement de part et d'autre du couple, au même titre que toutes les autres expériences questionnant la fiabilité du lien amoureux, et notamment du désir, telles que les grossesses ou le vieillissement, qui altèrent le corps.

Si la période postopératoire incite les femmes à faire de leur sein l'écran emblématique de leur corps tout entier, c'est qu'il y a une nécessité psychique à opérer cette fixation pour intégrer l'élément étranger et progressivement le faire sien. De la même manière, le compagnon devra trouver un moyen de témoigner amour et attention à ce sein reconstruit dans le désir qu'il porte à sa compagne, au-delà de la chair meurtrie et cicatrisée.

« Je l'écoute quand elle se croit laide et pense que je ne la désire plus. Et je lui fais comprendre que, même si elle se sent changée, pour moi rien n'a changé. Je lui embrasse son sein refait, je le caresse. Je sens à quel point il a besoin d'être câliné et j'ai envie de lui donner cela. Je ne me force pas. Ce sein reconstruit est la preuve qu'elle est bien vivante, dans mes bras, et que la vie ensemble continue. Si je devais la quitter parce qu'elle a un sein en moins, je me poserais vraiment des questions sur les fondements de notre couple. Notre relation ne tient pas qu'à ça. Le cancer nous a fait accéder à l'idée que notre union existait bien sûr charnellement mais aussi de bien d'autres façons. Je n'ai plus peur de vieillir avec elle, au contraire ! Quelle force cela nous a donnée ! »

Une étude d'opinion[1] a souligné combien la qualité de la relation amoureuse a pu être consolidée, jouant ainsi à l'encontre même d'une évidente corrélation

1. Une enquête de la Direction de la recherche et des études du ministère de la Santé réalisée en 2004 s'est intéressée à la qualité de vie des patients atteints d'un cancer depuis 2 ans. Cette étude constate que 76 % des personnes interrogées vivent en couple et toujours avec le même conjoint. Parmi elles, 37 % estiment que l'épreuve a renforcé leur relation. *Le Parisien*, qui a publié les résultats de cette enquête, ajoute que selon le Pr Francis Larra, président de la Ligue contre le cancer, « le taux de séparation à deux ans, au sein des couples touchés par un cancer, n'est pas plus important que pour les couples dont les partenaires sont en bonne santé ». En outre, selon ce spécialiste, le malaise vient souvent des femmes, lorsque ce sont elles qui sont malades. Francis Larra précise à ce sujet : « Le cancer les touche dans leur féminité. Elles n'osent plus se regarder nues dans une glace, ni se montrer à leur compagnon. Elles sont persuadées que celui-ci va les rejeter. Ce qui est faux. » (*Le Parisien*, 27 mars 2008.)

établie entre cancer et séparation. Au-delà des statistiques, il y a donc cette réalité tangible : la plupart des hommes restent et ne se détournent aucunement de leur femme, objet de leur désir et de leur amour.

Mais, lorsque c'est du côté des hommes que le désir se fait absent, certaines femmes témoignent de ce que ce désarroi au masculin vient violemment interroger la question d'un désir qu'elles craignent voir s'effilocher.

> Fanny nous confie les difficultés rencontrées dans son couple : « Mon mari ne veut pas me voir nue. Il évite la salle de bains quand j'y suis, éteint la lumière dans notre chambre dès qu'on est couchés. Je sens bien qu'il a peur de voir mon sein. Je crois que c'est très dur pour lui. Je ne lui ai jamais montré ma cicatrice pour l'épargner et ménager son désir. Maintenant que tout est fini, c'est à moi de le protéger comme il l'a fait pendant la maladie. Nous avons besoin de temps. »

À l'opposé d'un élément qui réactive la solidité du lien amoureux et permet d'en prendre la mesure, il existe un extrême : ce douloureux épisode peut servir comme prétexte et élément déclencheur d'une profonde remise en question du couple.

Quand l'autre s'absente

Et les autres, ceux que certaines patientes qualifient de lâches, ceux qui refusent d'accompagner la femme dans cette tourmente du cancer, ceux qui délaissent leur compagne en pleine détresse, qu'en dire, qu'en penser ?

Réduire cet acte inqualifiable à la seule et unique interprétation de l'irresponsabilité de l'homme face à la maladie nous a paru être un raccourci fort compréhensible pour celles qui y sont confrontées. Il conviendrait d'interroger cet acte d'abandon en dehors du jugement moral.

Le discours des patientes exprime fréquemment une colère à peine contenue face à cette double trahison qui semble se confondre dans leur esprit : la trahison du corps et la trahison de l'homme. Leur désarroi n'a pu émouvoir celui-là même qu'elles ont choisi et les renvoie irrémédiablement à un statut de mal aimées. Face à la fuite de l'homme, elles se sentent abandonnées, telles des femmes répudiées. Le cancer du sein et ses conséquences sur le quotidien de la vie à deux s'interprète comme révélateurs du mal-être du couple bien qu'il soit fort possible que celui-ci infiltrait déjà la relation. N'est-ce pas en effet un écueil afin de fuir le réel d'une union qui comportait des lignes de faille depuis longtemps ? Les fondements du couple peuvent, en effet, difficilement résister à un tel bouleversement provoqué par l'intrusion massive de la maladie si la relation à deux n'est pas source d'étayage au gré des infortunes de la vie.

Il y a une réelle difficulté pour certains hommes à assumer cette présence auprès de leur compagne gravement malade. Les raisons invoquées ne sont pas toujours du côté du couple et de la dégradation du féminin qui paraîtrait insupportable à l'un ou à l'autre, mais bien plutôt en résonance avec l'histoire familiale de ces hommes.

Pour ceux-là, le spectre d'une maladie mortelle ou invalidante s'avère au-dessus de leurs forces tant il fait écho à une partie douloureuse ou irreprésentable de leur histoire personnelle. Tout se passe comme si cette femme atteinte qu'est leur compagne symbolisait un personnage de la famille marquant et disparu, dont le deuil n'aurait pu être élaboré. Un personnage fantôme venant inconsciemment interférer dans la relation de couple et rendant insupportable pour cet homme son rôle d'accompagnant. Cela induit une approche biaisée de la maladie et l'incite à adopter des comportements défensifs pour s'en protéger, au détriment de sa compagne et de la relation, si forte soit-elle, qu'il a tissée avec elle. Or ne pas pouvoir assumer cette place d'accompagnant le projette dans une culpabilité qui semble bien jouer à jamais contre le lien amoureux. Esquiver cette étape conduira dans la plupart des situations, on le comprend aisément, à la rupture.

Julien ayant commencé une thérapie évoque son impuissance face à cette souffrance dont il n'a pu se départir, ainsi que son incapacité à soutenir sa partenaire qui a fini par rompre. La thérapie a permis de mettre au jour les ressorts inconscients de son impossibilité à faire face à ce cancer du sein, trop en lien avec une partie sombre de son histoire : « Je ne supporte pas l'atmosphère de la maladie. Il ne faut pas faire de bruit, tout est au ralenti, la vie s'arrête. Enfant, j'étais plongé dedans. Ma mère était malade et je me demandais chaque jour si elle serait vivante le lendemain. Depuis, je fuis la maladie, tout ce qui parle de maladie. C'est comme si je ne voulais pas que ça me rattrape alors quand j'ai appris que ma femme avait un cancer, je ne l'ai pas supporté. Bien entendu qu'elle attendait que je l'accompagne à ses rendez-vous avec les médecins, à ses examens, que je sois là. J'ai fait comme si cela n'existait pas. Je me suis éloigné. Elle souffrait et je n'ai pas été là. C'en était trop pour moi. Je me suis senti tellement lâche face à elle et elle, si courageuse dans ce qu'elle endurait. Elle s'est soignée, elle a fait sa reconstruction et, quelques mois plus tard, elle m'a quitté. Je sais que je suis le seul fautif. Mon comportement n'avait aucune excuse. Je n'ai même pas essayé de la rattraper. Il n'y avait plus rien à rattraper. C'était trop tard. »

Fabienne a, elle, été quittée par son ami quelques mois après la fin des traitements : « Nous étions un couple heureux. Nous avions plein de projets ensemble mais surtout le désir d'avoir un enfant. Un été, j'ai senti une petite boule dans le sein, je n'ai pas voulu m'inquiéter mais cet été-là, pour notre couple, cela a été la descente aux enfers. Il a fallu aller très vite. Cancer inflammatoire. Il a été là d'une façon incroyable. Nous pensions à après pour nous donner du courage. À la fin des traitements, alors que pour moi, tout allait enfin recommencer, il m'a avoué qu'il n'en pouvait plus, que toute sa vie il était tombé sur des femmes malades, qu'il les portait comme des enfants mais qu'ensuite il sentait à l'intérieur de lui que le lien était détruit. La maladie était toujours entre lui et les femmes qu'il aimait. Il voulait être seul. Ne plus porter personne. Il se sentait trop fragile. »

Ces deux exemples illustrent combien il est important de se garder de tout jugement de valeur et d'idées reçues quant aux comportements des partenaires. Nous aurions pu multiplier à loisir les témoignages illustrant ce thème du regard de l'autre et ainsi confirmer cette idée qu'il n'y a pas une seule et unique raison au fait qu'un couple survive ou pas à l'agression de la maladie.

Le couple en question ?

Le cancer du sein, en se répercutant dans la dynamique de couple, permettra soit d'en consolider l'alliance soit d'en questionner le sens. Il est l'occasion de prendre la mesure de ce regard que l'on adresse à l'autre, celui qu'on aime, et ceci dans un contexte bien spécifique. En effet, la violence du réel que le cancer et les traitements imposent permet de mettre au jour les limites de l'attachement à l'être aimé. D'où ce questionnement, de part et d'autre, de la nature du lien qui les unit, de sa qualité et de sa force de résistance. Toute union amoureuse repose sur l'espoir, certes idéalisé, d'un amour qui soit inconditionnel. Or un cancer du sein en ce qu'il modifie le corps, le féminin, le désir et la séduction, ouvre la brèche de cette inconditionnalité. Dans ce regard que l'on pose sur l'autre malade surgit alors un conditionnel du sentiment amoureux. La culpabilité émerge pour certains au détour de cette prise de conscience, de leur incapacité à pouvoir aimer au-delà de l'idéal entaché par les aléas de la vie.

Si pour certains couples le cancer du sein révèle une relation étayante et complice, pour d'autres il sera synonyme de fuite et d'absence, mettant chacun des partenaires face à la brutalité d'un regard sur soi qui dévoile ses propres limites de la relation à l'autre.

Cela dit, il faudrait bien se garder de croire à un préjugé malheureusement trop communément répandu : le cancer du sein amène forcément à une séparation, si ce n'est immédiate dans un futur proche. Comme tout préjugé, cette assertion augmente l'angoisse et le désarroi des patientes. Leur état de vulnérabilité, lié à la condition même de malade, peut les rendre particulièrement perméables à ce genre de présupposé aussi nocif qu'erroné.

Conclusion

La reconstruction mammaire ne se donne-t-elle pas pour mission d'acter la reconstruction d'un sein défiguré par le cancer afin que les patientes puissent renouer avec une image pacifiée de leur féminité ? Ce livre s'est voulu l'écho d'une parole au féminin que les patientes osent difficilement transmettre, aussi bien à leurs médecins qu'à leurs proches.

Après l'électrochoc du diagnostic, la multitude d'interventions invasives et l'effroi de devoir subir une mutilation pour survivre, les patientes ne sont-elles pas en droit de se réapproprier une position de sujet et de sujet de leur féminité ? N'est-ce pas une demande ayant toute légitimité pour se faire respecter dans un questionnement quant à la reconstruction de leur image ?

Toute femme confrontée à l'amputation d'un sein traverse une tourmente d'émotions, si ce n'est un état de panique, et l'on peut s'interroger sur les répercussions psychologiques d'un corps non vu dans cette dimension, renforçant de surcroît la violence de la castration réelle de la mastectomie. L'angoisse de castration qui s'exprime ici, réveillée par l'ablation du sein, résonne selon la construction de l'image corporelle propre à chacune. En effet, le mot *reconstruction* ne questionne-t-il pas le mot construction, venant interroger le sens du féminin pour chaque femme ?

Admettre ce postulat ne serait-il pas, pour le corps médical en particulier, un enrichissement afin de mieux penser leur pratique ? La performance chirurgicale que représente tout processus de reconstruction mammaire ne peut s'entacher d'un discours ou d'un comportement sabotant, à son insu, les bienfaits psychologiques de cette possible réparation quant aux préjudices esthétiques de la maladie.

Trop souvent encore, le mot femme est refoulé aux portes des consultations. C'est alors prendre le risque, qu'en dépit d'une reconstruction mammaire réussie, le sein reconstruit ne se limite qu'à une simple forme restaurée. Reconstruction immédiate ou différée, protocole par lambeau ou par prothèse, s'il n'y a pas une ouverture possible sur les incidences psychologiques de cette reconstruction, il est fort à parier que les patientes souffriront de ne pouvoir intégrer ce sein reconstruit dans la continuité de leur féminin.

Comment passer sous silence les failles d'une médecine lorsqu'elle perd le sens du sujet, et notamment dans l'étape d'après que constitue la chirurgie reconstructrice ? Comment, tout en les soignant de mieux en mieux, laisser aux patientes la latitude pour appréhender ce moment spécifique de la reconstruction, sans occulter leur inscription singulière dans le féminin ? Entendre le mal-être de ces femmes témoignant de n'être vues qu'au prisme d'un organe malade, c'est comprendre combien, au-delà de la guérison, une technicité médicale dénuée de l'écoute du féminin s'ajoute au traumatisme de la maladie elle-même. C'est pourquoi le processus de reconstruction mammaire doit pouvoir s'inscrire dans un autre regard s'inspirant d'une pensée renouant avec les feux croisés du corps symbolique et du corps organique.

Cet élément majeur n'est pas à banaliser et le temps de l'après ne pourra se réduire à une formule stéréotypée si souvent brandie et assénée aux patientes : faire le deuil. La réflexion que nous avons voulu livrer concernant ce travail spécifique du deuil a justement expliqué la difficulté de se réfugier derrière une formule toute faite, bien loin d'un travail au plus près de la subjectivité de chaque patiente. Faire le deuil de quoi au juste ? Libre à chacune d'y répondre et de prendre le temps qu'il lui faut pour cela.

Guérir, c'est aussi guérir son regard sur son corps meurtri par l'empreinte indélébile de la perte. Et en ce sens, tous les regards, le sien d'abord, celui de ses proches mais aussi celui de ses médecins, sont autant de miroirs nécessaires à la reconstruction de l'estime de soi. Sinon, la patiente est comme condamnée au silence sur une reconstruction toute aussi essentielle : la reconstruction de son être femme.

Cette réflexion clinique s'est élaborée à partir de la mastectomie comme acte de défiguration du sein et du féminin. Au terme de celle-ci, il semble qu'il soit néanmoins possible de s'abstraire de cette image. C'est en tout cas le cheminement que nous avons pu constater à l'écoute de chacune de ces femmes, de leur vécu, de leur ressenti et des mots si précieux qu'elles ont accepté de nous confier.

La reconstruction immédiate, différée, et même le choix de rester amazone sont autant d'expressions d'une singularité face aux atteintes du cancer du sein, multiples voies inaugurant une image d'un corps féminin acceptable, désiré et désirable. Ce trajet n'est pas sans douleur, doutes ni difficultés. Il s'accompagne toujours d'un travail sur soi dans l'espoir de dépasser ce traumatisme de la perte du sein, perte toujours tangible, reconstruction immédiate ou non. L'après-cancer du sein permet alors de nouer un lien entre un avant et un après, de jeter une passerelle entre ces deux temporalités, de glisser de la rupture qu'a marquée l'irruption du traumatisme à la continuité du sentiment d'existence en tant que femme. Cela nous paraît une des clés essentielles pour investir à nouveau des figures féminines internes fiables.

« Comment faire comprendre aux autres que si ce cancer du sein ne m'a pas fait souffrir tant que ça dans ma chair, il m'a, en revanche, tellement fait souffrir dans mon corps de femme. » Ces quelques mots d'une patiente, déjà cités ici, résument le contenu de ce livre. Dans leur extrême justesse, ils témoignent de la complexité des enjeux de l'après-cancer du sein sur cette question spécifique du féminin, complexité que nous avons souhaité explorer dans notre approche clinique.

Bibliographie

Ouvrages de référence

André Jacques (sous la dir. de), *La Féminité autrement*, PUF, 2004.

Bonnier Pr Pascal et Launette Florian, *J'ai un cancer du sein, Et après*, Romain Pages Éditions, 2007.

Chabert Catherine et André Jacques (sous la dir. de), *États de détresse*, PUF, 1999.

Fédida Pierre, *Des bienfaits de la dépression, Éloge de la psychothérapie*, Odile Jacob, 2001.

Freud Sigmund, *L'Inquiétante Étrangeté et autres essais*, Gallimard, 1985.

Hirshaut Yashar et Pressman Peter I., *Cancer du sein*, éd. française adaptée par le Dr Clough Krishna B., Marabout, 2004.

Janssen Thierry, *Vivre le cancer du sein autrement*, Robert Laffont, 2006.

Le Poulichet Sylvie, *Psychanalyse de l'informe, Dépersonnalisations, addictions, traumatismes*, Aubier-Flammarion, 2003.

Marinopoulos Sophie, *Le Corps bavard*, Fayard, 2007.

Ruszniewski Martine, *Face à la maladie grave, patients, familles, soignants*, Dunod, 1999.

Winnicott D. W., *La Crainte de l'effondrement et autres situations cliniques*, Gallimard, 2000.

Revue *Médecine, Psychanalyse, Anthropologie, Champ psychosomatique*

« Le temps du corps », novembre 2003, n° 30, L'Esprit du temps, 2003.

« Les vivants et les morts », décembre 2003, n° 32, L'Esprit du temps, 2003.

« Corps extrêmes », octobre 2004, n° 34, L'Esprit du temps, Paris, 2004.

Témoignages

Acocella Marchetto Marisa, *Cancer in the city*, L'Iconoclaste, 2007.

Kluun Ray, *En plein cœur*, Presses de la cité, 2007.

Vaillant Maryse, *Une année singulière avec mon cancer du sein*, Albin Michel, 2008.

Rubert Fabienne, *La vie est là, simplement*, Albin Michel, 2006.

Quelques adresses utiles

Institut Curie
http://www.curie.fr
26, rue d'Ulm
75231 Paris CEDEX 05
Tel : 01 44 32 40 00

Institut Gustave-Roussy
http://www.igr.fr
39, rue Camille-Desmoulins
94805 Villejuif CEDEX
Tél. : 01 42 11 42 11

Institut du sein
http://www.idsein.fr
7, avenue Bugeaud
75016 Paris
Tél. : 01 45 63 00 00

Coordonnées des centres de dépistage pour chaque département
http://www.rendezvoussanteplus.net/departements.htm

Ligue nationale contre le cancer
http://www.ligue-cancer.net
14, rue Corvisart
75013 Paris
Tél. : 0810 810 821

Écoute Cancer
Service d'écoute anonyme de la Ligue contre le cancer
Tél. : 0810 810 821

Association francophone de l'après-cancer du sein
www.afacs.fr

Europa Donna-Forum France
http://www.europadonna.fr
L'association Europa Donna, coalition européenne contre le cancer du sein, rassemble, informe, soutient les femmes dans leur lutte contre la maladie.
14, rue Corvisart
75013 Paris
Tél. : 01 44 30 07 66 (permanence du lundi au vendredi de 8 h à 20 h)

Association Psychisme et cancer
www.psychisme-et-cancer.org
80, rue de la Colonie
75013 Paris
Tél. : 01 43 13 23 30

Étincelle
Cette association propose une prise en charge globale orientée vers la préservation de l'image et de la féminité mises à mal par la maladie.
27 bis, avenue Victor Cresson
92 130 Issy-les-Moulineaux
Tél. : 01 44 30 03 03

Sites Internet

http://www.cancerdusein.org
http://www.cancer-sein.net
http://www.doctissimo.fr/htm
http://www.lesimpatientes.com
http://www.femmesavanttout.com
http://www.natyb.fr

Remerciements

Un immense merci

au Dr Krishna Clough pour la finesse de son accompagnement médical et humain,

au Dr Isabelle Sarfati pour ses qualités de chirurgien sensible à la question du féminin,

au Pr Serge Uzan pour sa perspicacité diagnostique et son inépuisable combativité contre le cancer,

au Dr Mirabelle Detœuf, gynécologue, si soucieuse du bien-être des femmes,

à l'équipe soignante de l'Institut du sein pour ses qualités d'accueil et d'écoute des patientes,

à Mathilde Nobécourt, chez Albin Michel, qui a cru en notre regard clinique sur le cancer du sein et la reconstruction mammaire,

à Coralie Cantin, première lectrice convaincue de ce projet,

à Sylvie Le Poulichet, psychanalyste et maître de conférence, pour ses enseignements aussi riches que porteurs pour notre travail clinique,

à toutes les femmes qui ont accepté de transmettre leur témoignage, rendant ainsi la matière clinique de cet ouvrage plus proche des préoccupations de toutes celles qui traversent un cancer du sein. Par souci d'anonymat, nous avons changé tous les prénoms et nous ne les citons donc pas nommément, mais nous souhaitons ici leur rendre un immense hommage.

Table

Dans la même collection

Mal de mère, mal d'enfant
Catherine Garnier-Petit

Le dianostic anténatal
Dr Clarise Foncacci

L'attente et la perte du bébé à naître
Micheline Garel et Hélène Legrand

Vivre ensemble la maladie d'un proche
Dr Christophe Fauré

Le couple brisé,
de la rupture à la reconstruction de soi
Dr Christophe Fauré

Vivre le deuil au jour le jour
Dr Christophe Fauré

Vivre le grand âge de nos parents
Anne Belot et Joëlle Chabert

La vie en maison de retraite
Claudine Badey-Rodriguez

Une nouvelle vie pour les seniors,
psychologie de la retraite
Philippe Ofman

Quand la mort sépare un jeune couple,
le veuvage précoce
Corine Goldberger

Réussir sans se détruire,
des solutions au stress du travail
Dr Christophe Massin
et Dr Isabelle Sauvegrain

Composition IGS-CP
Impression CPI Firmin-Didot
Éditions Albin Michel
22, rue Huyghens, 75014 Paris
www.albin-michel.fr
ISBN 978-2-226-18991-2
N° d'édition : 18222/02 – N° d'impression : 107260
Dépôt légal : février 2009
Imprimé en France